朝1分！顔の骨トレで10歳若くなる！

「しわやたるみ」は骨の老化が原因だった

山本整形外科 院長
山本慎吾［監修］

山本クリニック ソフトメディ
（美容皮膚科）代表
山本江示子［著］

青春出版社

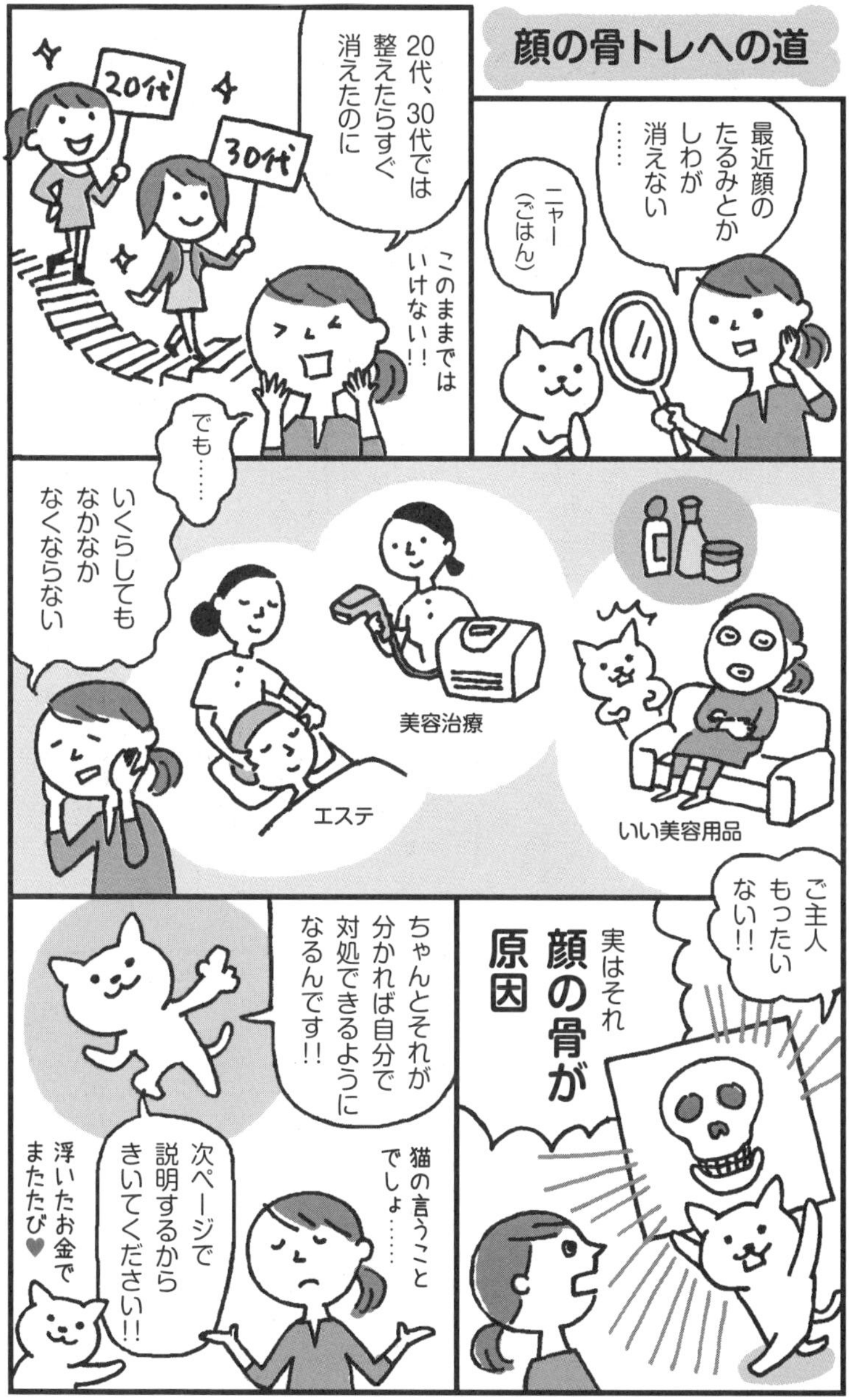
顔の骨トレへの道
最近顔のたるみとかしわが消えない……
ニャー（ごはん）
20代
30代
20代、30代では整えたらすぐ消えたのに
このままではいけない!!
でも……
いい美容用品
美容治療
エステ
いくらしてもなかなかなくならない
ご主人もったいない!!
実はそれ
顔の骨が原因
ちゃんとそれが分かれば自分で対処できるようになるんです!!
猫の言うことでしょ……
次ページで説明するからきいてください!!
浮いたお金でまたたび♥

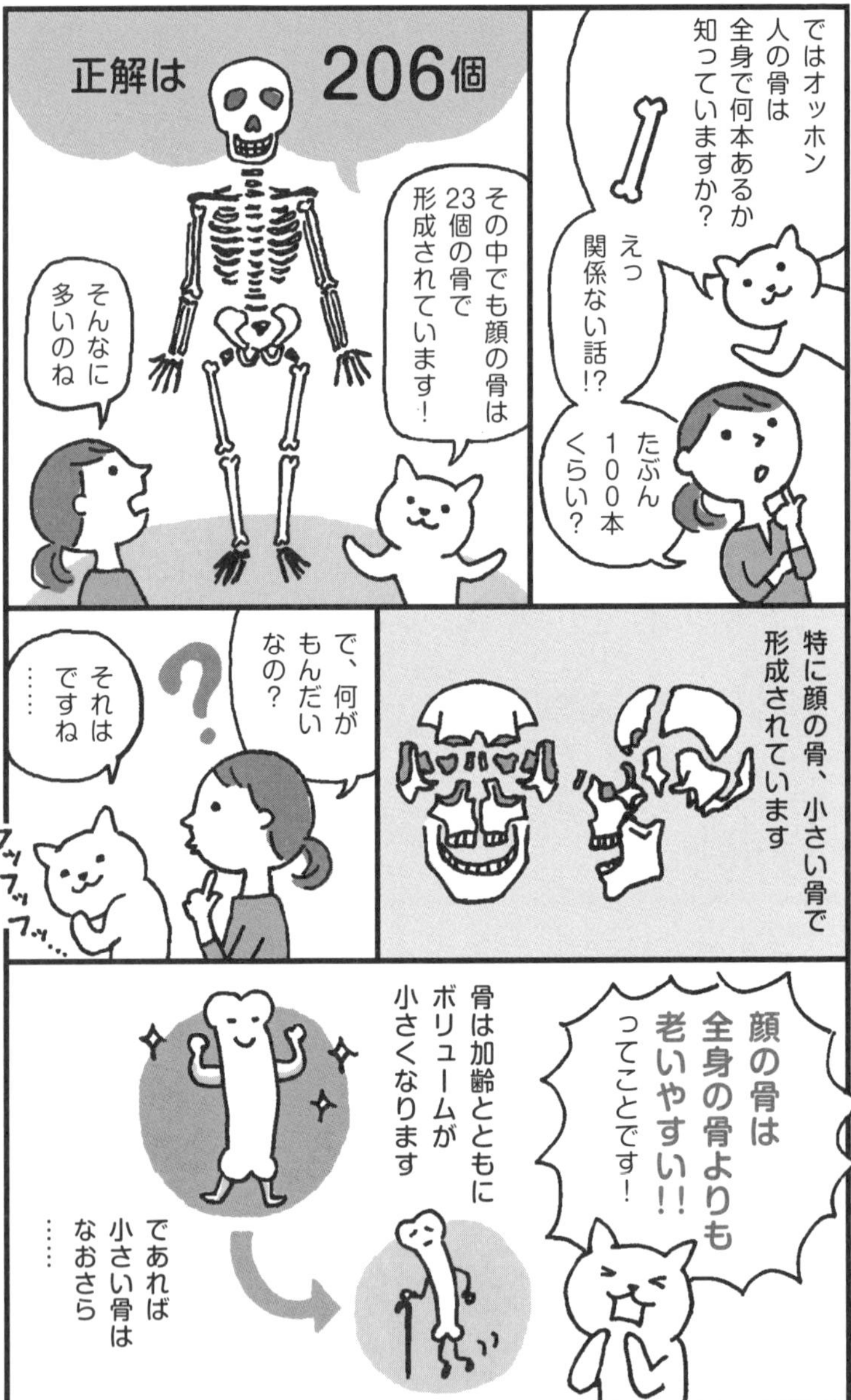
ではオッホン
人の骨は
全身で何本あるか
知っていますか？
えっ
関係ない話!?
たぶん
１００本
くらい？
正解は
206個
その中でも顔の骨は
23個の骨で
形成されています！
そんなに
多いのね
特に顔の骨、小さい骨で
形成されています
で、何が
もんだい
なの？
それは
ですね
……
フッフッフッ…
顔の骨は
全身の骨よりも
老いやすい!!
ってことです！
骨は加齢とともに
ボリュームが
小さくなります
であれば
小さい骨は
なおさら
……

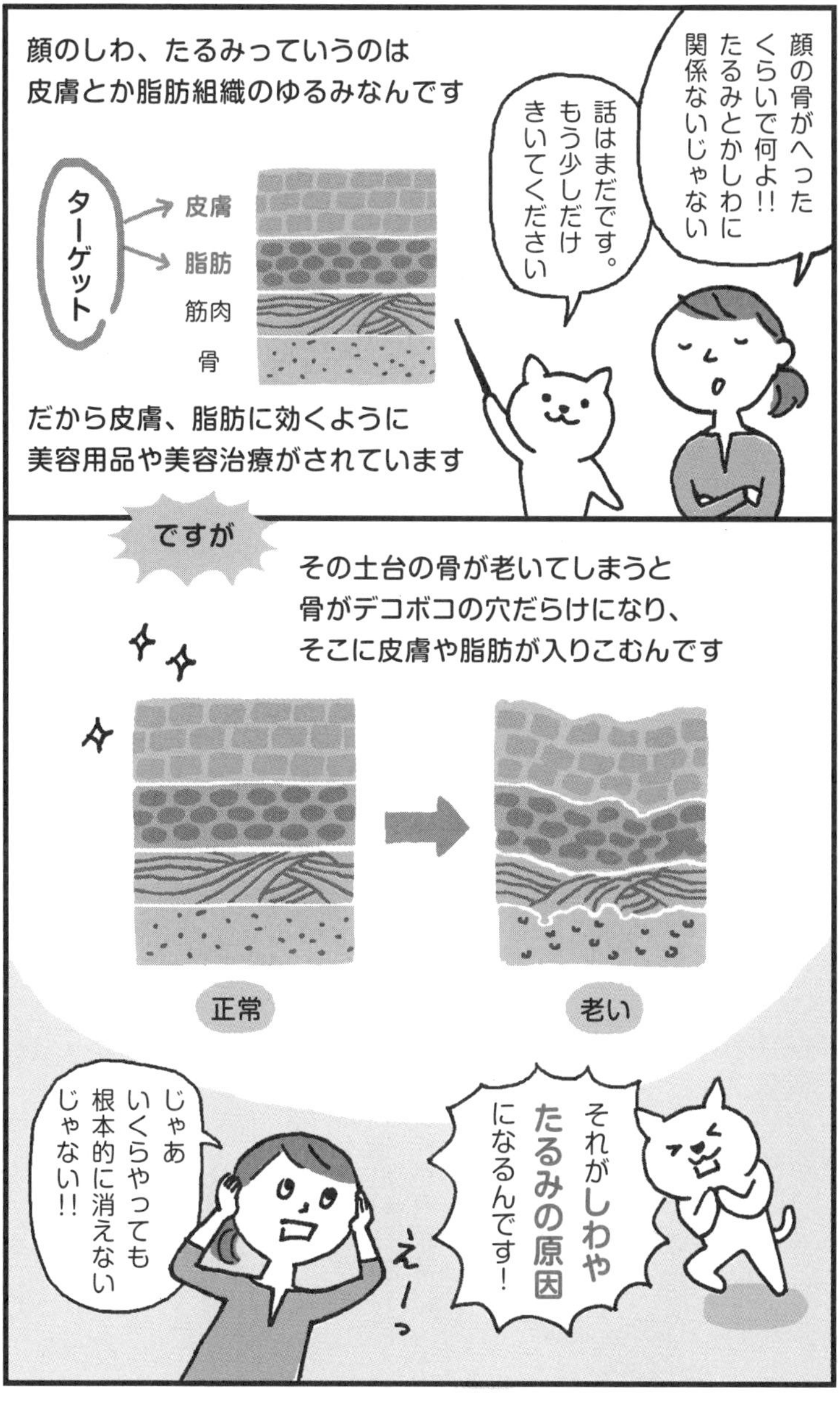
顔のしわ、たるみっていうのは
皮膚とか脂肪組織のゆるみなんです
顔の骨がへったくらいで何よ!!
たるみとかしわに関係ないじゃない
話はまだです。もう少しだけきいてください
ターゲット
皮膚
脂肪
筋肉
骨
だから皮膚、脂肪に効くように
美容用品や美容治療がされています
ですが
その土台の骨が老いてしまうと
骨がデコボコの穴だらけになり、
そこに皮膚や脂肪が入りこむんです
正常
老い
それがしわやたるみの原因になるんです!
じゃあいくらやっても根本的に消えないじゃない!!
えーっ

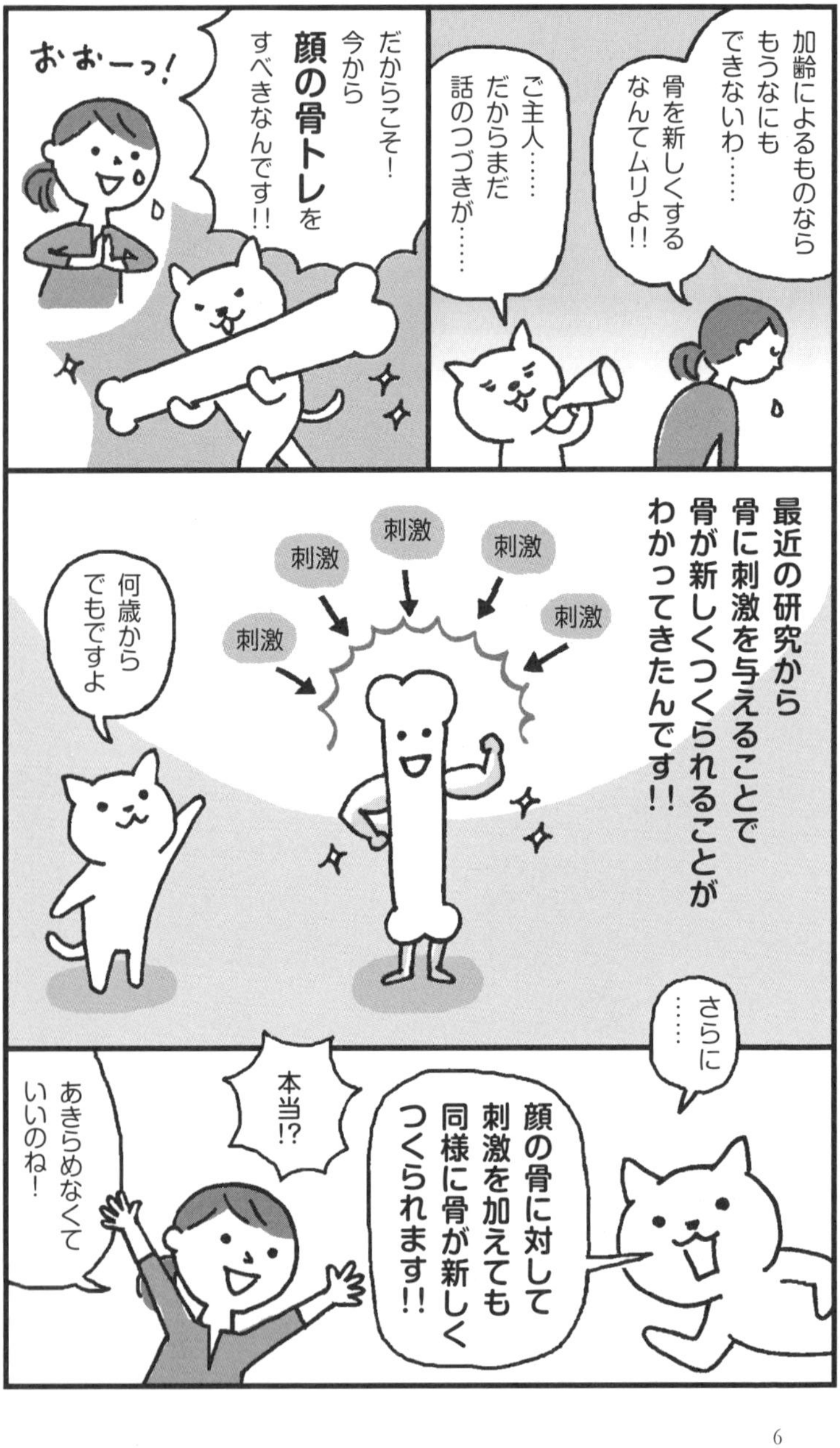

加齢によるものなら もうなにも できないわ……
骨を新しくする なんてムリよ!!
ご主人…… だからまだ 話のつづきが……
だからこそ! 今から 顔の骨トレを すべきなんです!!
おぉーっ!
最近の研究から 骨に刺激を与えることで 骨が新しくつくられることが わかってきたんです!!
刺激
刺激
刺激
刺激
刺激
何歳から でもですよ
さらに ……
顔の骨に対して 刺激を加えても 同様に骨が新しく つくられます!!
本当!?
あきらめなくて いいのね!

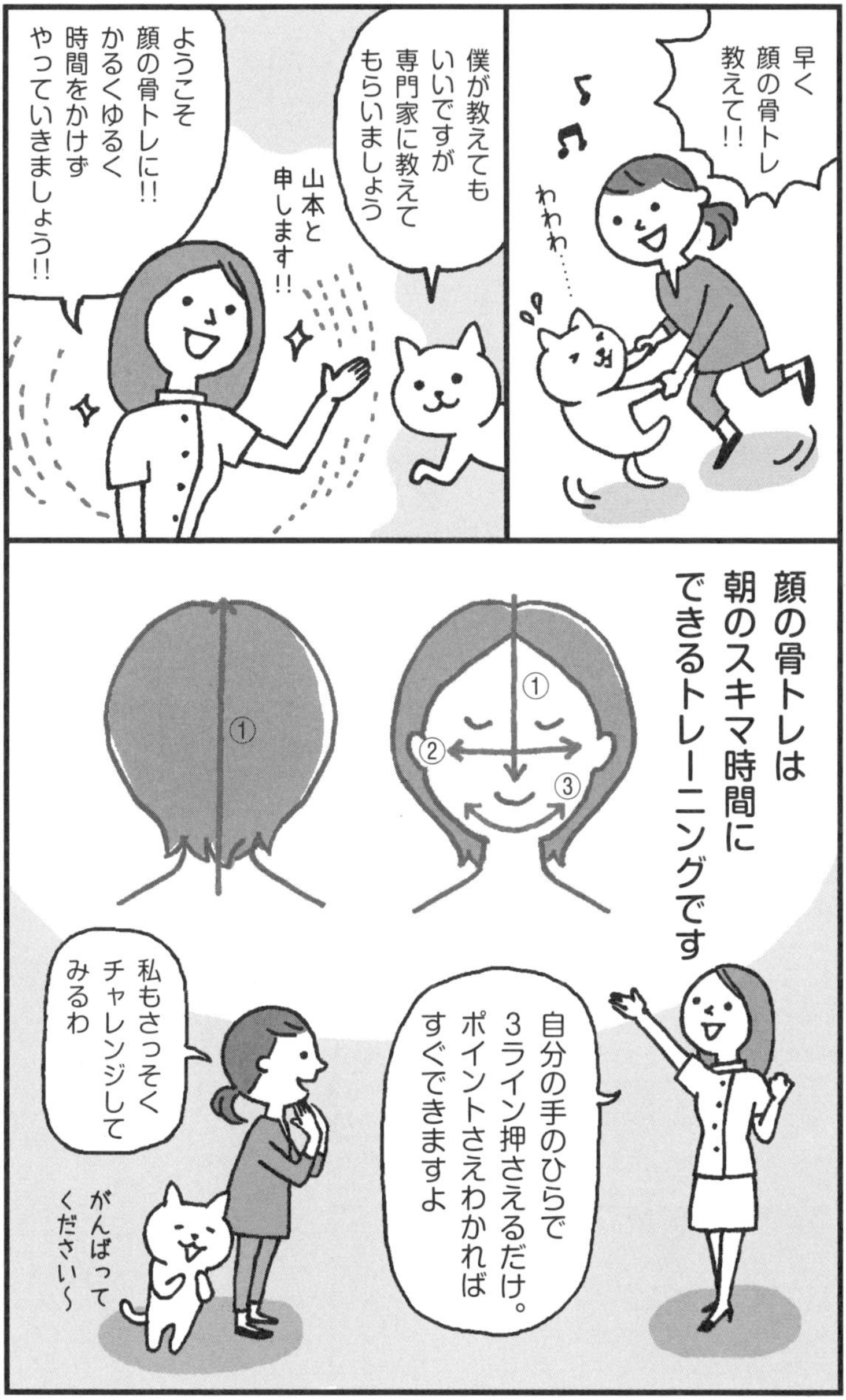
早く顔の骨トレ教えて!!
わわわ……
僕が教えてもいいですが専門家に教えてもらいましょう
山本と申します!!
ようこそ顔の骨トレに!! かるくゆるく時間をかけずやっていきましょう!!
顔の骨トレは朝のスキマ時間にできるトレーニングです
①
①
②
③
自分の手のひらで3ライン押さえるだけ。ポイントさえわかればすぐできますよ
私もさっそくチャレンジしてみるわ
がんばってください〜

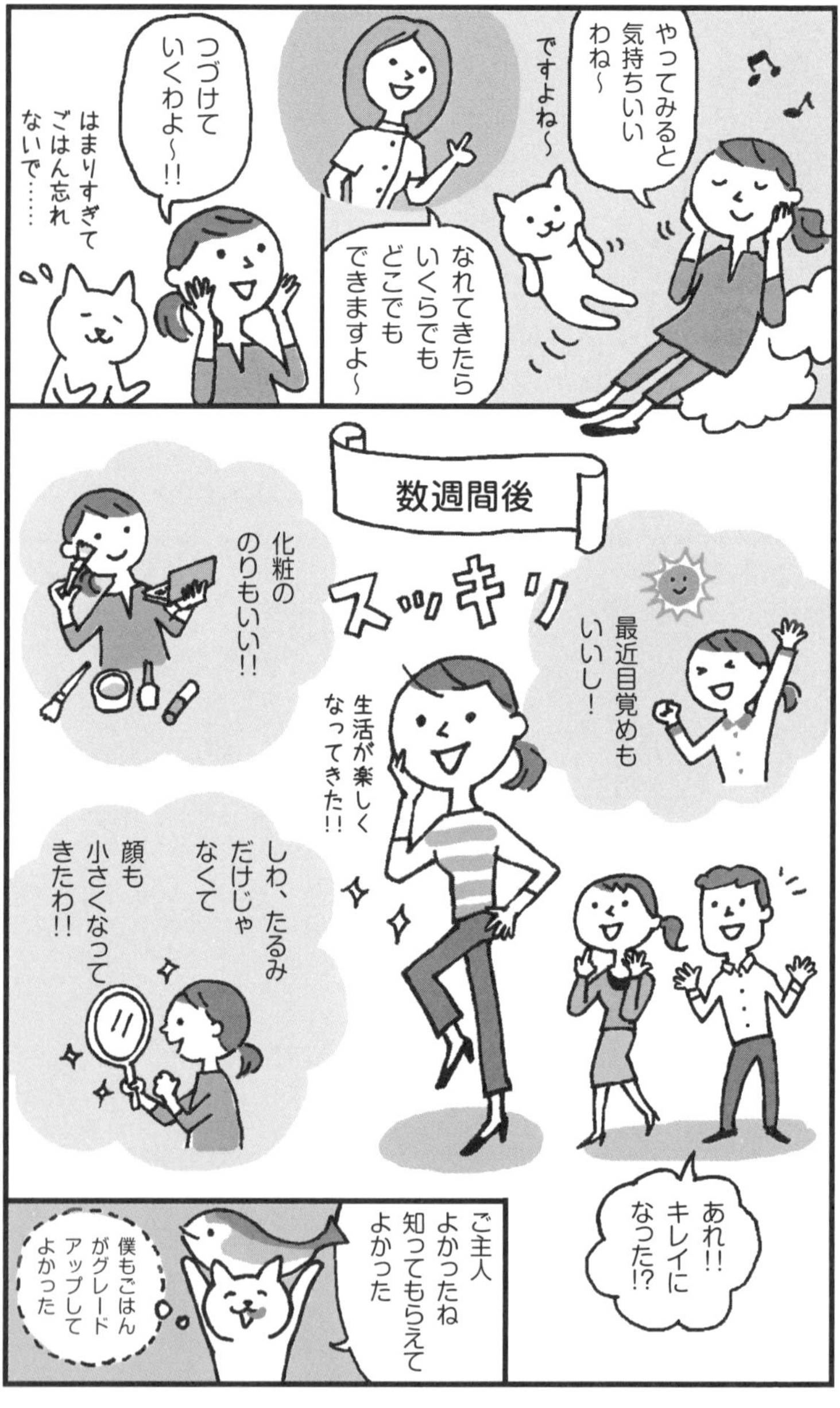
やってみると気持ちいいわね～
ですよね～
なれてきたらいくらでもどこでもできますよ～
つづけていくわよ～!!
はまりすぎてごはん忘れないで……
数週間後
スッキリ
最近目覚めもいいし!
化粧ののりもいい!!
生活が楽しくなってきた!!
しわ、たるみだけじゃなくて顔も小さくなってきたわ!!
あれ!!キレイになった!?
ご主人よかったね知ってもらえてよかった
僕もごはんがグレードアップしてよかった

プロローグ

美容皮膚科と整形外科が効果を実証
見た目年齢は「骨」で決まる！
——骨が若い人はしわやたるみが少ない!?

「第一印象は見た目で決まる」とよくいわれます。

では、みなさんが「この人若く見える」「はつらつとして生命力がある」と思うのは、どこを見て判断しているでしょうか？

服装？　髪型？　体型？　顔？

「顔」と答える人がほとんどではないでしょうか。

事実、私は長年、アンチエイジングの仕事に関わる中で、たくさんの人に「いちばん重視しているところはどこか」を聞いてきましたが、9割が「顔」でした。

本書で紹介する「顔の骨トレ」は、自分を判断するときに重視する「見た目」を根本（土台）から若くすることで自信と元気を取り戻すメソッドを皆さんにお伝えしたくて書きました。

若返り（アンチエイジング）のために顔や体の筋トレをしているという人は多いかもし

れません。

しかし、いうまでもなく、顔の土台は筋肉ではなく骨。

たとえば、**「しわやたるみ」といった老化現象は〝表面〟の皮膚だけに起きるのではありません。**

顔の土台である顔の骨（頭蓋骨《ずがいこつ》）が「縮んだり、スカスカになる」ことで、その上にのっている筋肉、脂肪という皮膚の土台が崩れ、皮膚の表にしわやたるみといった凹凸ができてしまうのです。

顔の骨が、なぜ縮む（骨量が減少し、やせて萎縮《いしゅく》する）かについてはあとで説明しますが、**見た目の若さには「筋肉」より「骨」をトレーニングしたほうが効果的なのです。**

●実証！　骨の量と見た目年齢の相関関係

ひとつ実証データをご覧いただきましょう。

当院で、男女２３９人の「見た目年齢」と「骨の量（骨密度）」の関係を調べた結果、次のグラフのような相関関係が見られました。

骨密度が高いほど見た目年齢が若い

見た目と実年齢の差と骨密度年齢比の相関　n=239

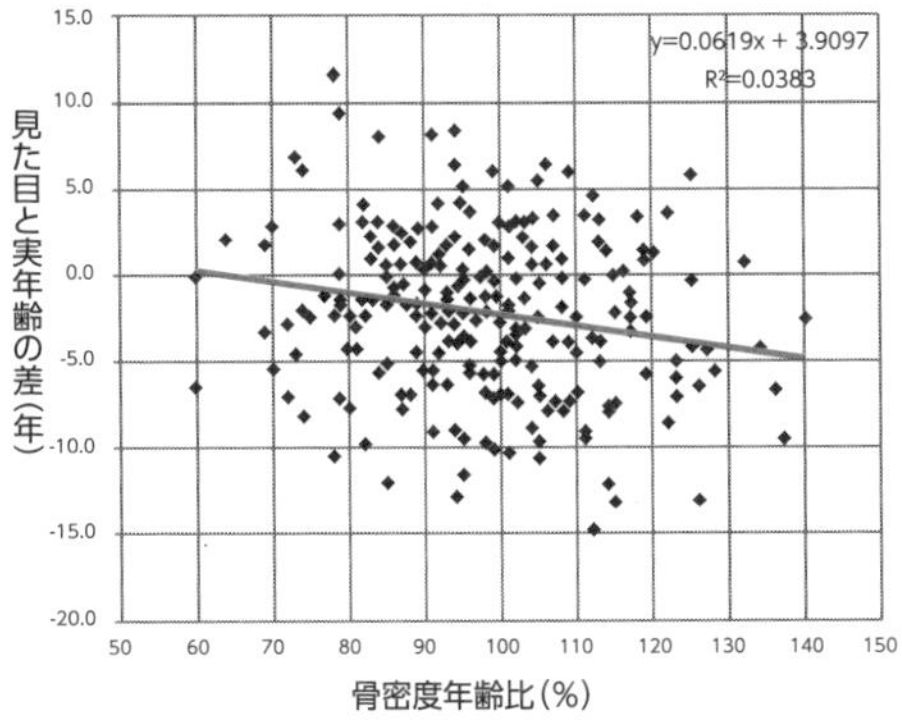

見た目と実年齢の差と骨密度年齢比の相関 n=23
（60歳未満）

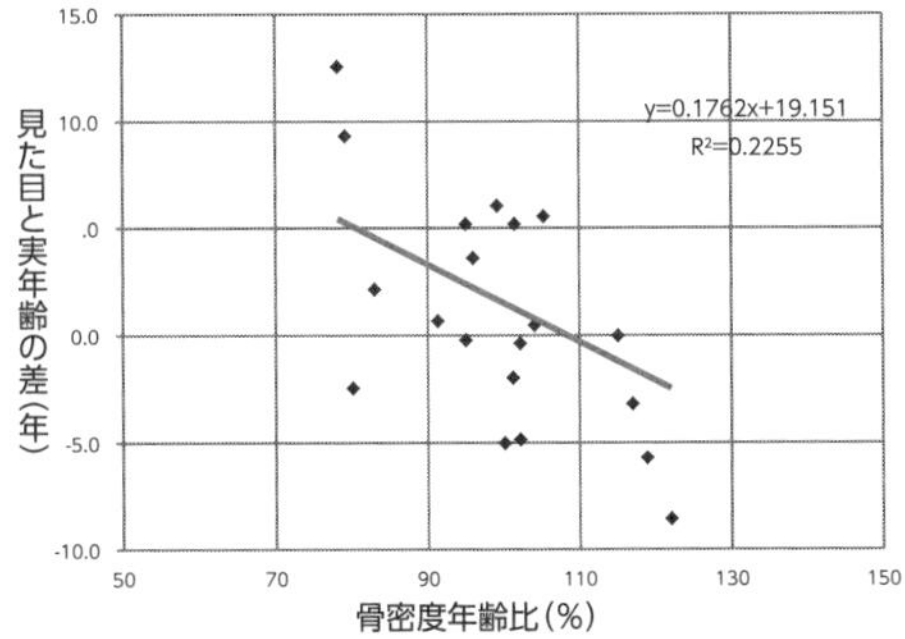

男女 239 人の顔と手の甲の写真を撮り、判定者となる 14 人に見せて「何歳に見えるか」を推定。その平均値を「見た目年齢」とし、実際の「骨密度」を調べて比較した（上図）。
骨密度が年齢のわりに高いほど見た目年齢と実年齢の差が大きい（=若く見える）ことがわかる。
グラフが急カーブになっていることから、とくに 60 歳未満でその傾向が顕著になるという結果になった（下図）。

骨密度が年齢のわりに高い人（骨密度年齢比が100％以上）ほど見た目年齢が若い（見た目年齢と実年齢の差がマイナス）、つまり、「骨が若い人ほど見た目が若い」ということがわかったのです。

とくに、60歳未満ではその傾向が顕著になるという結果になりました。

●新常識！　老化は顔の骨から始まる

骨密度というと、「骨《こつ》粗《そ》しょう症」という、骨がスカスカになって骨折しやすくなる病気との関連をイメージするかもしれません。

ところが実は、**骨密度が「顔の肌の老化」とも関連している**ことが近年の研究でわかってきました。**顔の骨は体よりも15年早く骨密度が低下する**というデータがあるのです。

骨の量が真っ先に減るのは顔の口、目、鼻のまわり。顔の「穴」の部分です。穴のふちはもろくて弱いので、硬い頭蓋骨ですが顔の骨もそこから減っていくのです。

すると、ほうれい線や目元や口元のしわ、たるみが出てきます。

皮膚を支える土台の骨量が減少することで肌が老化するわけです。

私自身、25歳から顔のたるみが気になり始めました。当時、「自分の老け顔の原因はむくみや血流の悪さだ」と思っていて、今思えば、ずいぶんムダなあがきをしました。

40代になって美容クリニックを開業してからも迷走を続け、目新しい医療機器や治療法を追求することが趣味になっていました。

そんな私が、当院の整形外科で調査した「若く見える人は骨密度が高い」という事実を知ってからハタと気づいたのです。「顔のたるみは骨から起こっていた」ということに！

老化対策という観点からは、筋肉と骨は別のアプローチでの考えが必要です。筋肉を動かすだけでは、その下にある骨まで若さが届かない場合もあるのです。

より自分のベストを引き出すためには骨、それも体の骨より顔の骨から始めるのが正しい順番だということがおわかりいただけるのではないでしょうか。

●話題の骨ホルモン「オステオカルシン」を活性化して、全身の免疫・筋力・代謝アップ！

これから本書でご紹介する「顔の骨トレ」で若くなるのは、もちろん顔だけ、見た目だけではありません。

頭蓋骨（顔の骨は頭蓋骨の一部です）に刺激を与えることで、この骨から脳へ、直接「免疫アップ・筋肉アップ・代謝アップ、脳力アップ」の指令が送られて、全身の若返りになることも期待されます。

頭蓋骨を刺激することで、骨の細胞から「体全体の若返り」を促進する――その「若返りホルモン」とも言うべき伝達物質の名前はオステオカルシン。

近年、注目を浴びている骨ホルモンで、骨の中から血管を通じて**全身を巡り、免疫機能、筋力・運動能力、代謝機能、生殖機能、さらには脳の海馬《かいば》の神経細胞まで活性化します。**

こうした若返り能力を上げるためにつくったのが、この顔の骨トレです。

1日1分の「顔の骨トレ」で驚きの効果！

当院では、毎日1分の「顔の骨トレ」を1か月継続すると、実際にどれくらい若返るのかといった検証をしました。

その結果が次のグラフです。

顔の骨トレの若返り効果

実年齢と見た目年齢の差

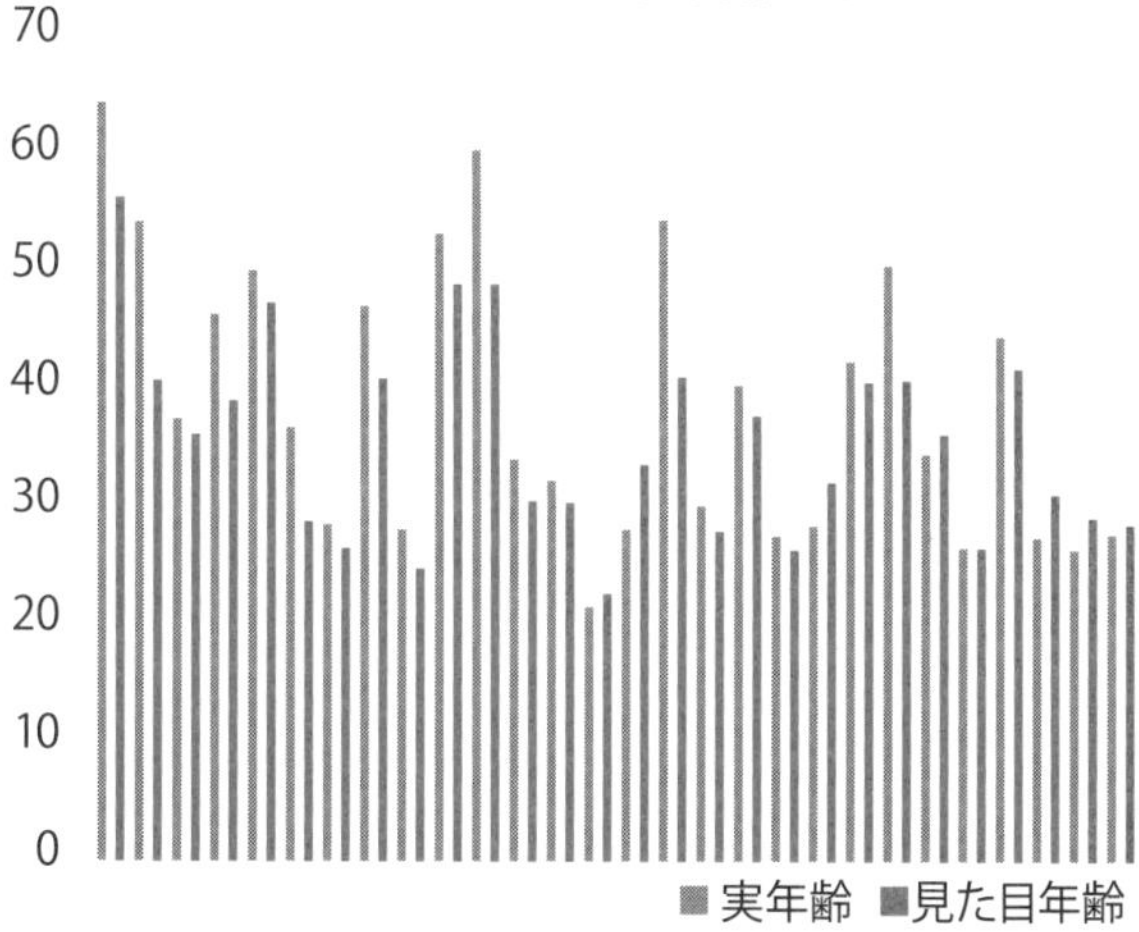

※調査前後の被験者の写真で「見た目年齢」を比較・
数値化してデータ抽出

トレーニング後の骨の変化

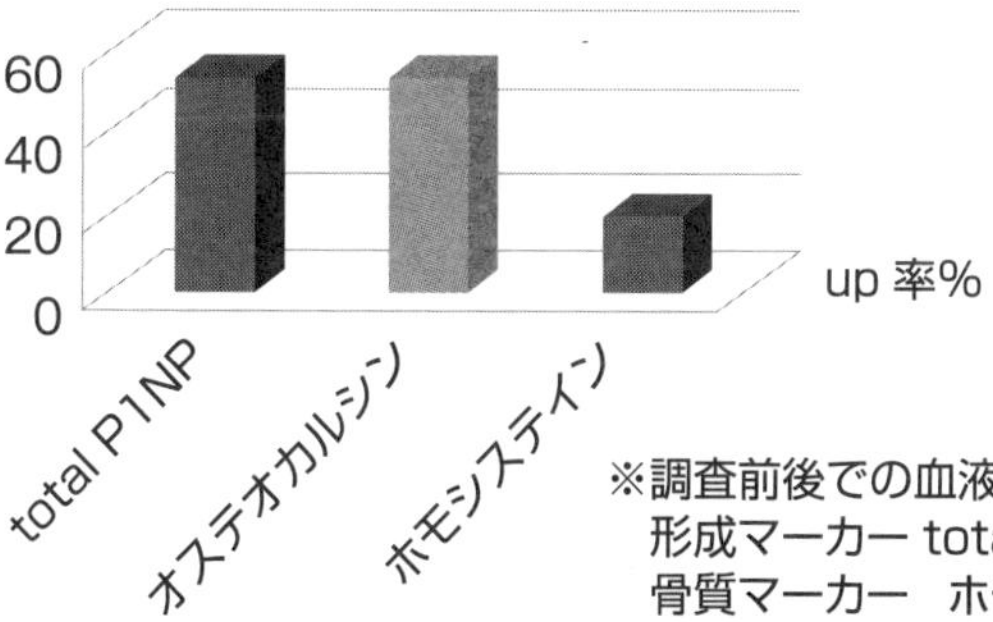

※調査前後での血液検査で、骨形成マーカー total P1NP、骨質マーカー　ホモシステイン、骨細胞伝達物質オステオカルシンのup率を調べた）

「顔のたるみがとれた」「二重あごがなくなった」「首のしわが減った」「頬が上がった」「鼻が高くなった」「小顔になった」「頭がすっきりした」など、効果を実感した声は１００％。もちろん、見た目年齢や骨質の面でも予想以上の若返り効果が認められたのです。

詳しい報告は本文でふれますが、「集中力がついた」「相手にうまく考えを伝えられるようになった」「記憶力がよくなった」「言葉がすっと出て鈍らなくなった」など脳の働きがよくなったという声、「頭痛や肩こりがしにくくなった」「体が軽くなった」「朝起きるとだるかったのが、すっと起きられる」「疲れが残らなくなった」など体の不調を解消した喜びの声もいただいています。

次の写真は、第３章で登場していただくＷさんです。顔の骨トレ実施前（ビフォー）と実施後（アフター）で別人のように変わったと思いませんか。

Ｗさんは職場でリーダー的な立場にいて、仕事が長引いてくると、周りから「しんどさが顔に出る」と言われてきました。夕方になるとなかなか作業に集中できず、時間がかかることは自覚していたと言います。

「疲れてるように見られる」「しゃべっていると口元やあごがもたついた感じがする」「太っ

before

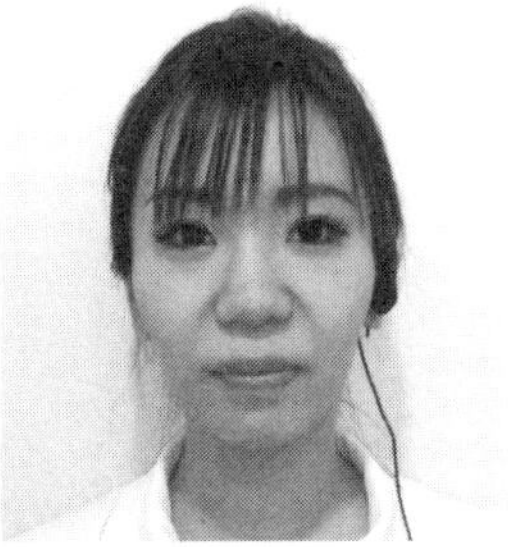

骨が加齢とともに減少することにより、皮膚のむくみやたるみが残りやすくなる。

after

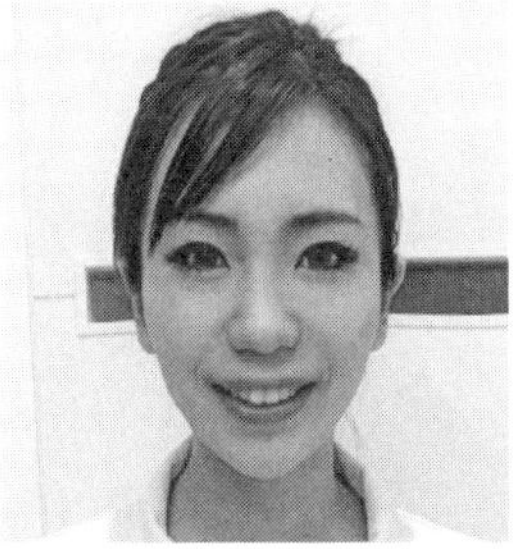

土台の骨質の強度が増したことで、皮膚だけでなく血流や神経の伝達がよくなり、肌色も体の元気さも変化を感じる。

ていないのに顔が丸く見える」……それが一日1分、たった1か月、顔の骨トレを続けただけで、驚くほど心身に変化があったのです。**「周りから〝疲れて見える〟と言われなくなったのは、顔の頬骨が上がり、むくみが取れ、輪郭がすっきりしたからではないかと思います」**と明るい顔で話されています。

もともとあった位置に少し手を加えて戻すようにした顔の骨トレで、見た目の華やかさと元気さが戻ったようです。

特筆すべきポイントは、不眠症が治ったところでした。3年前から手放せなかった睡眠薬を飲まずにすむようになったのです。

●朝1分の習慣で生まれ変わる

朝起きて鏡を見たとき、

「疲れた顔をしていてギョッとした」

「目の下のくまがひどい」

「肌荒れがひどくて出かけたくない」

そんな経験はありませんか。朝の元気や意欲は見た目不調となる血流の悪さが原因となります。


「早く寝たのに、疲れがあまり取れていない」

「起きたばかりなのに、肩がこっている、頭が重い」

「朝から胃が痛い」

といった症状も、実は、先に挙げた〝見た目不調〟と同時に起こります。

こんな朝は、試しに簡単で楽なリセット法「顔の骨トレ」で、起きたての頭蓋骨を整えてみてください。

たった1分のアクションで、見た目と心と体に連動する不調がリセットされ、一日を気持ちよくスタートできるでしょう。

この方法で一日のスタートとなる朝を制することで、以下の8つの効果を得ることができます。

顔の骨トレの反復的なアクションで……、

❶体の不調や疲れが改善する（自律神経系のバランスが改善するためベストコンディションを引き出せるようになるから）

❷作業効率や論理的な思考が冴える（脳周辺の血流が活性するため脳に栄養と酸素がいきとどくから）

❸気力ややる気といった意欲が上がる（気持ちよさをもたらす刺激から脳の回路が活性するから）

❹ 免疫系・筋肉増加・糖代謝・脳神経が活性化（骨刺激による骨ホルモン〈伝達物質〉の活性から）

❺ 姿勢がよくなる（頸骨《けいこつ》から体の全体的な軸骨格のゆがみを整えるから）

❻ しわ・たるみをなくす（骨質を改善し、骨から老化を抑制していくから）

❼ 肌荒れ・シミ・くすみをなくす（血液やリンパのポンプ作用を上げ新陳代謝を正常に整えるから）

❽ 小顔になる（頸骨から顔の重力アライメント〈骨の配列〉を整え、ほうれい線や二重あごをなくせるから）

骨が強くなるごとに、骨から顔も体も心も若く強くよみがえっていきます。

顔は全身の調子をはかるバロメーターともいいます。そのバロメーターがいつでも若いベストなコンディションだと、自然とストレスやホルモンバランスといった内外の環境に左右されずに自由にいられるようになります。自由になれば、視点が変わって考え方も明るくなるので前向きになります。

毎朝の自分の見え方が、そのまま自分に対するセルフイメージになります。

そのセルフイメージがよくなれば、今日も10年後も、きっと、もっと楽しく素敵になるはずです。
さあ、朝1分の顔の骨トレで、今日をより元気に、明日をさらに若くするために、ご一緒に始めてみませんか！

山本江示子

朝1分！「顔の骨トレ」で10歳若くなる！

目次

巻頭マンガ　顔の骨トレへの道……3

プロローグ

美容皮膚科と整形外科が効果を実証
見た目年齢は「骨」で決まる！
――骨が若い人はしわやたるみが少ない!?

・実証！　骨の量と見た目年齢の相関関係……10
・新常識！　老化は顔の骨から始まる……12
・話題の骨ホルモン「オステオカルシン」を活性化して、全身の免疫・筋力・代謝アップ！……13
・1日1分の「顔の骨トレ」で驚きの効果！……14
・朝1分の習慣で生まれ変わる……18

朝1分でできる顔の骨トレのやり方……33

第1章 なぜ、「顔の骨トレ」で劇的に若返るのか

——そのしわやたるみは「骨の老化」が原因だった

老化の真犯人は、顔の骨……50

「しわやたるみ」は骨の老化が引き起こしていた……53

最新研究でわかった！　若さを司る「骨」の秘密……56

・骨を強くするには「骨量」だけでなく「骨質」が決め手！……56

・破骨細胞と骨芽細胞……58

顔の骨トレで若返る理由

①頭蓋骨に刺激を与えて、若返り物質「オステオカルシン」が脳から全身を活性化！……62

②骨格の骨密度を上げて、肌の弾力と水分量がアップ……66

③首から「軸骨格」をリセット！全身の姿勢（アライメント）を整える……69

COLUMN
新しい「骨のトレーニングメソッド」が効く、これだけの根拠……73

顔の骨刺激のみでの見た目、骨質変化　調査結果……76

第2章 朝1分！ 顔の骨トレメソッド

――年間24000人が訪れる美容クリニックが開発！
驚異のアンチエイジング効果の秘密

3の力で10の結果が出る5つの秘密……80

①「テコの原理」を利用した運動……81
②首の骨リセットで一石三鳥効果……83
③頭蓋骨のつなぎ目を刺激する……85
④あごの関節のポジションを上げる……88
⑤呼吸法とゆらしの3Dエネルギーを生む動き……91

「3つの顔のライン」を改善するしくみ……93

たてライン(後ろ)　固まった首の骨をリセットする……93
たてライン(前)　骨刺激で骨代謝アップ！　若返りホルモンを分泌させる……99
よこライン　顔の屋台骨を増量させて、しわやたるみを消す……103
あごライン　下あごの位置を上げて小顔にする……106

COLUMN　顔の筋肉トレーニングの落とし穴……111

第3章 見た目が変わると、すべてが健康に生まれ変わる
——1日1分！ たった1か月で驚きの変化！ 9人のケース

「骨のポジション」1つでみるみる変わる……114
・アライメントが整っているかどうかがカギ……119
骨のずれを修正すると、こんな変化が起こる！……122
ケース1 食いしばりがなくなり、顔全体が軽くなった！……125
ケース2 「やせた」「顔が小さくなった」と言われるように。肌荒れもしなくなった……127
ケース3 睡眠薬がなくても眠れるようになり、仕事中の集中力が切れなくなった……129
ケース4 骨粗しょう症予備軍から回復。20代に見られるようになって驚き……131

ケース5　顎関節症が改善！目覚めがよくなり、顔も頭もスッキリ！……133
ケース6　30年間苦しんだ片頭痛が、こんなに簡単になくなるなんて！……135
ケース7　むくみがとれて、慢性疲労がなくなった……137
ケース8　ほお骨の位置が上がり、気持ちまで上がってポジティブに……139
ケース9　目のはれぼったさがなくなって目がパッチリ！胃腸の調子もよくなった……141

第4章 こんな習慣で、さらに「顔の骨トレ」効果を高める
——医学的に検証された、骨が老けない生き方

健康の土台に骨がある！……144

朝1分、鏡の前で顔の骨トレを「朝の習慣」として続けよう……145

骨が老けない生き方

①水　夜寝る前と朝起きた後にコップ1杯の水を飲む……150

②呼吸　「鼻からゆっくり大きく息を吐く」でぐっすり眠れる……156

③運動　歩く前に「ひざピタポーズ」で目線を上げて歩こう……160

④食事　骨をつくるために必要な意外な栄養素とは……163

⑤入浴　体を温めるだけじゃない！美容健康物質ＨＳＰがアップする温度は？……169

⑥睡眠　朝日を浴び、夕食は控えめにしてメラトニンをアップ！……175

今すぐ始められる！「顔の骨トレ」書き込み式カレンダー……186

監修者のことば……197

おわりに……200

マンガ・トレーニングイラスト―富永三紗子
撮影――――――――森昭人
モデル―――――――MANA
図版イラスト・デザイン―――株式会社CANVAS
本文デザイン・DTP――――岡崎理恵

「顔の骨トレ」の一部を動画で紹介

「顔の骨トレ」の「よこライン」のやり方を解説した
動画を公開しています。

http://www.seishun.co.jp/topics/21605/

青春出版社のサイト(http://www.seishun.co.jp/)の
トップページ(PC画面)左下のメニューから「動画」を選択し、
動画一覧の中にある
「『朝1分!「顔の骨トレ」で10歳若くなる!』の解説動画……」
からご覧ください。

動画を見ていただくと、
動きや流れがよりわかりやすくなります。

\ 朝1分でできる /

顔の骨トレのやり方

顔の土台である頭蓋骨のトレーニングで、
自分史上最高の自分になる!
骨から根本的に、若く健康になります!

1日1分を1か月続けただけで、こんなに変わりました!

Wさん

before

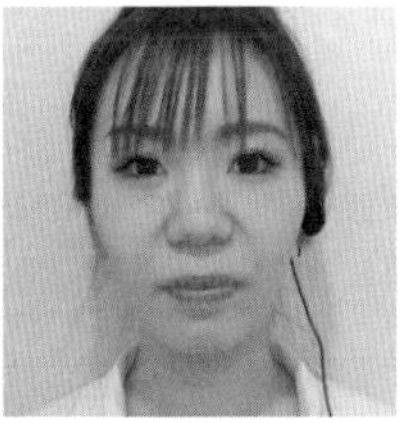

↓

after

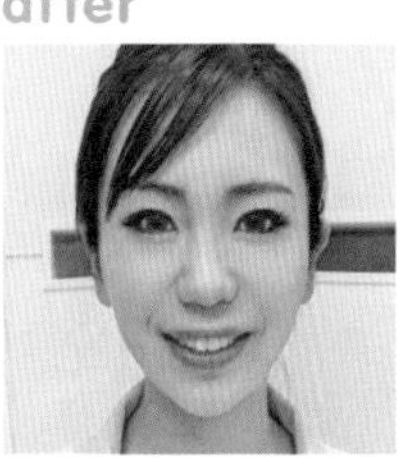

Oさん

before

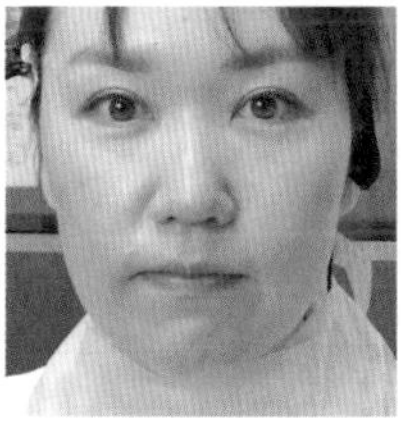

↓

after

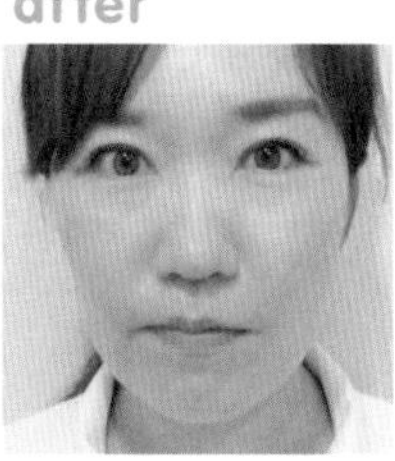

Tさん

before

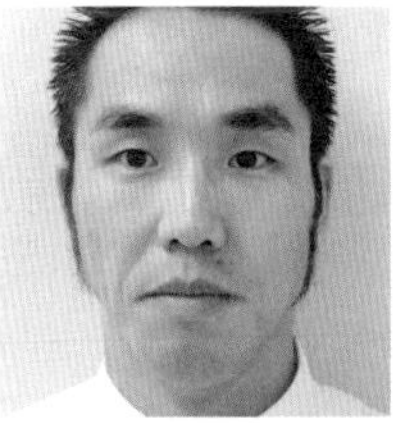

↓

after

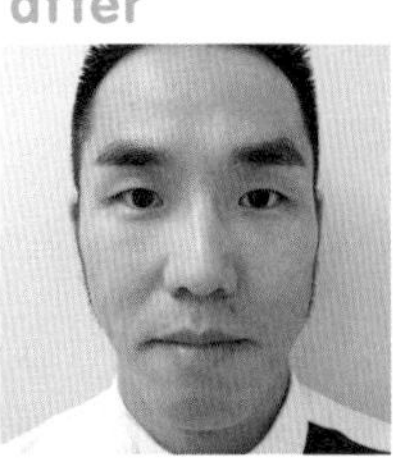

＼3の力で10の結果が出る／

基本の動きをマスターしよう

ひじを開く動作で息を吸い
ながら首をそらし、

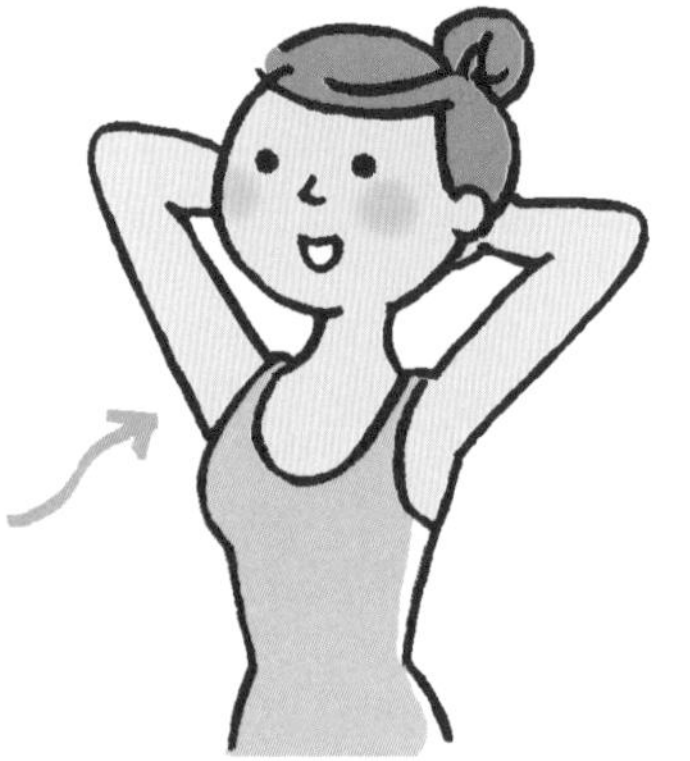

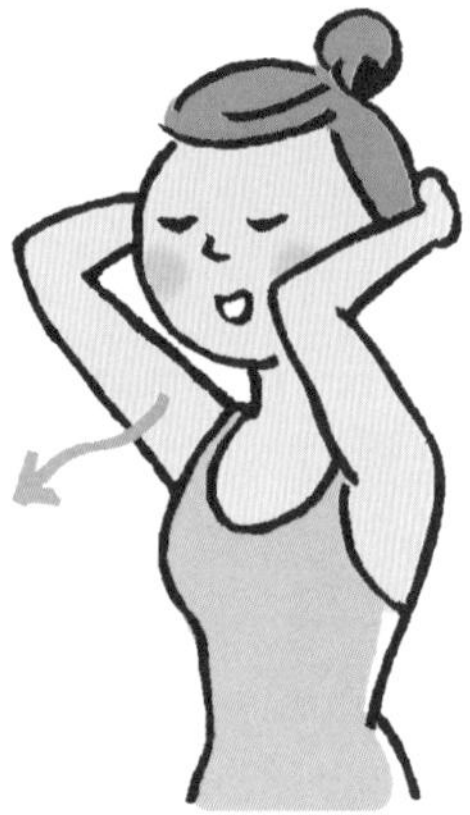

ひじを閉じる動作で息を吐き
ながら首を戻す。

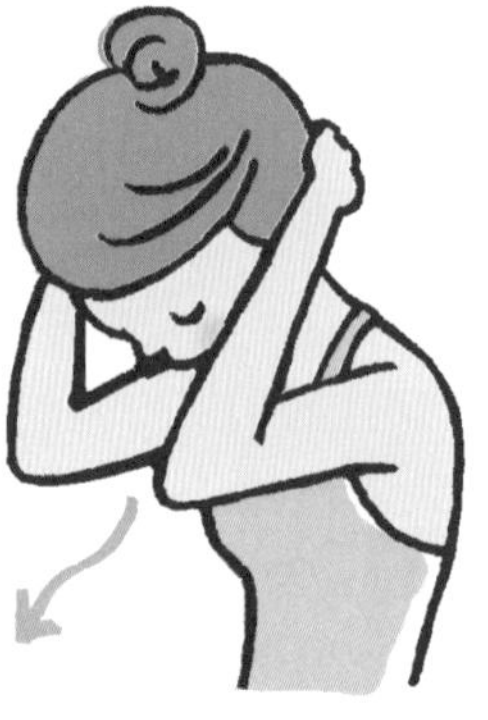

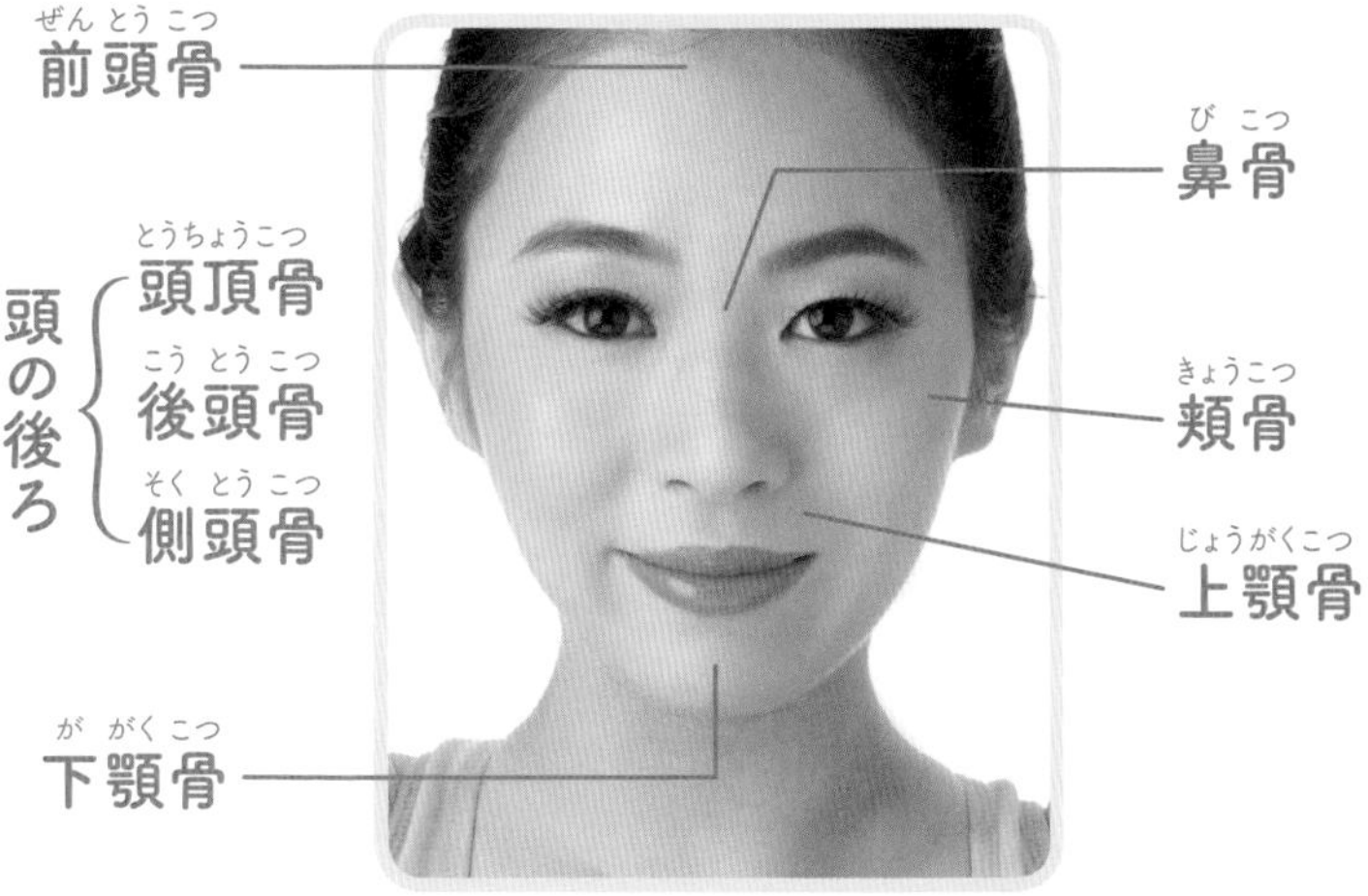

ポイント1

頭蓋骨のつなぎ目（縫合《ほうごう》線）を押し広げる刺激をすることで、骨ホルモン（全身の若返り伝達物質）を活性化する

ポイント2

骨の位置を引き上げることでリフトアップ。フェイスラインが整いスッキリ小顔になる

ポイント3

三大老けライン（目の下のしわ、ほうれい線、マリオネットライン）や二重あごなどの見た目の悩みを、土台の骨量を増やすことで根本解消

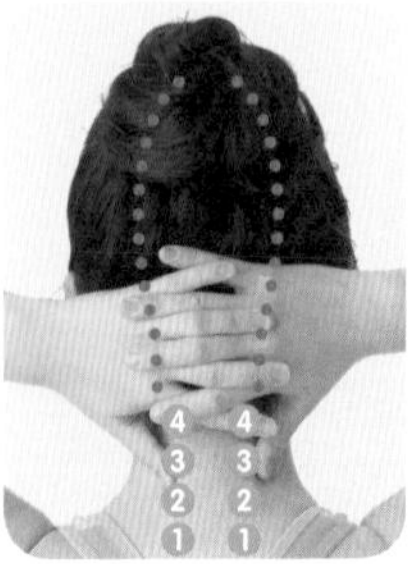

たてライン（後ろ）

頭部から後頭部の骨の出っ張り（外後頭隆起）に沿って手の位置を3センチずつ頭頂部に向けて移動させていく

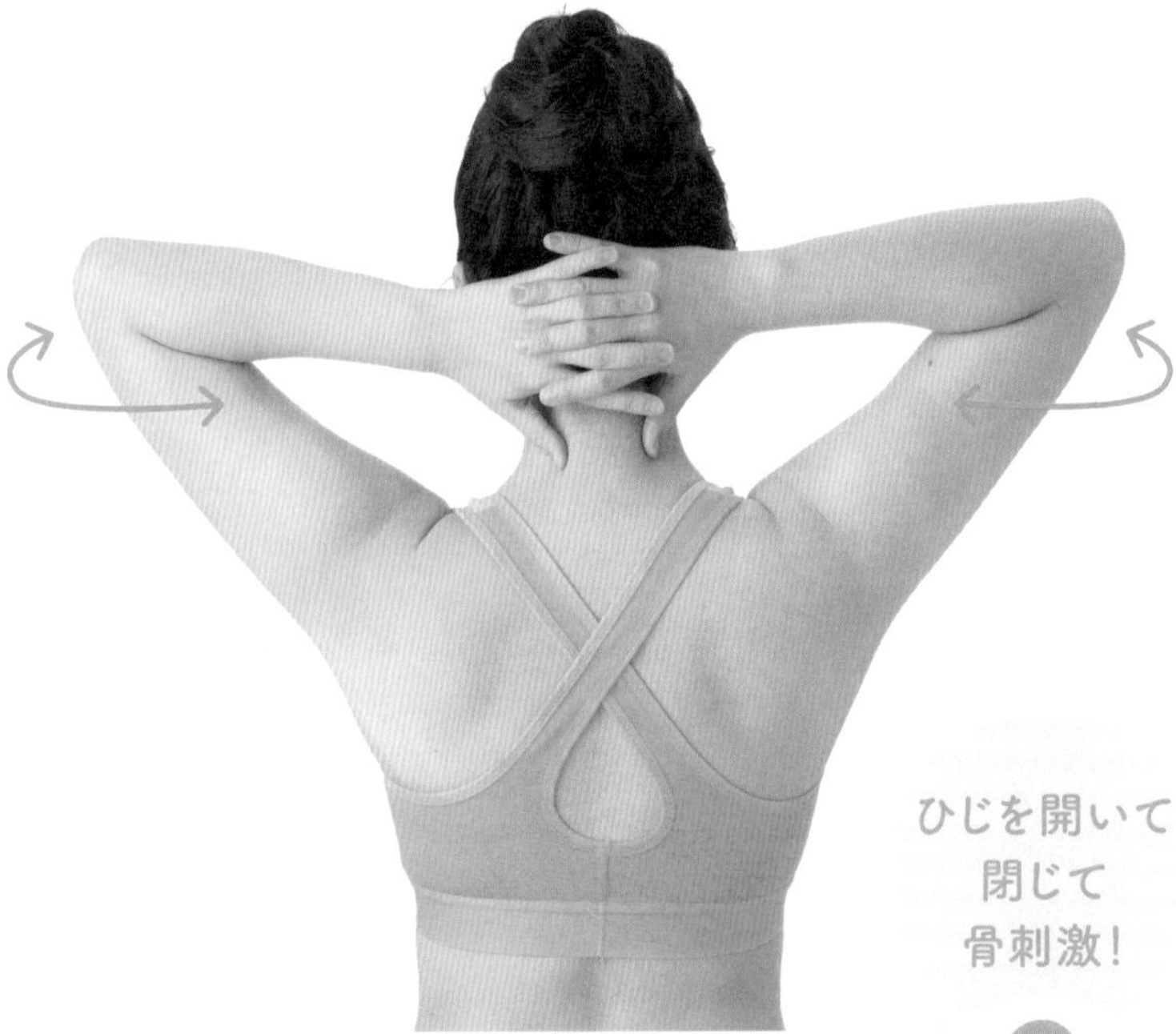

ひじを開いて
閉じて
骨刺激！

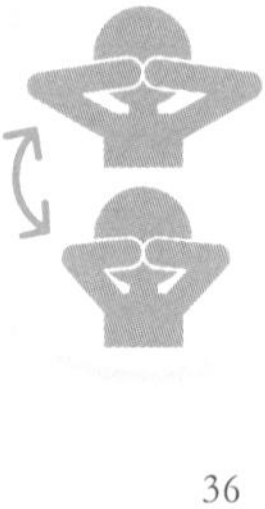

1

首4か所に親指を当て、
ひじをパタパタ3回ずつ動かす

手根骨

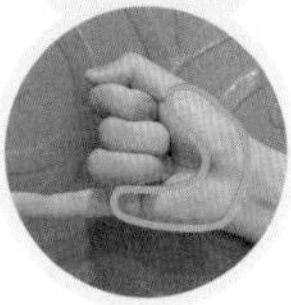

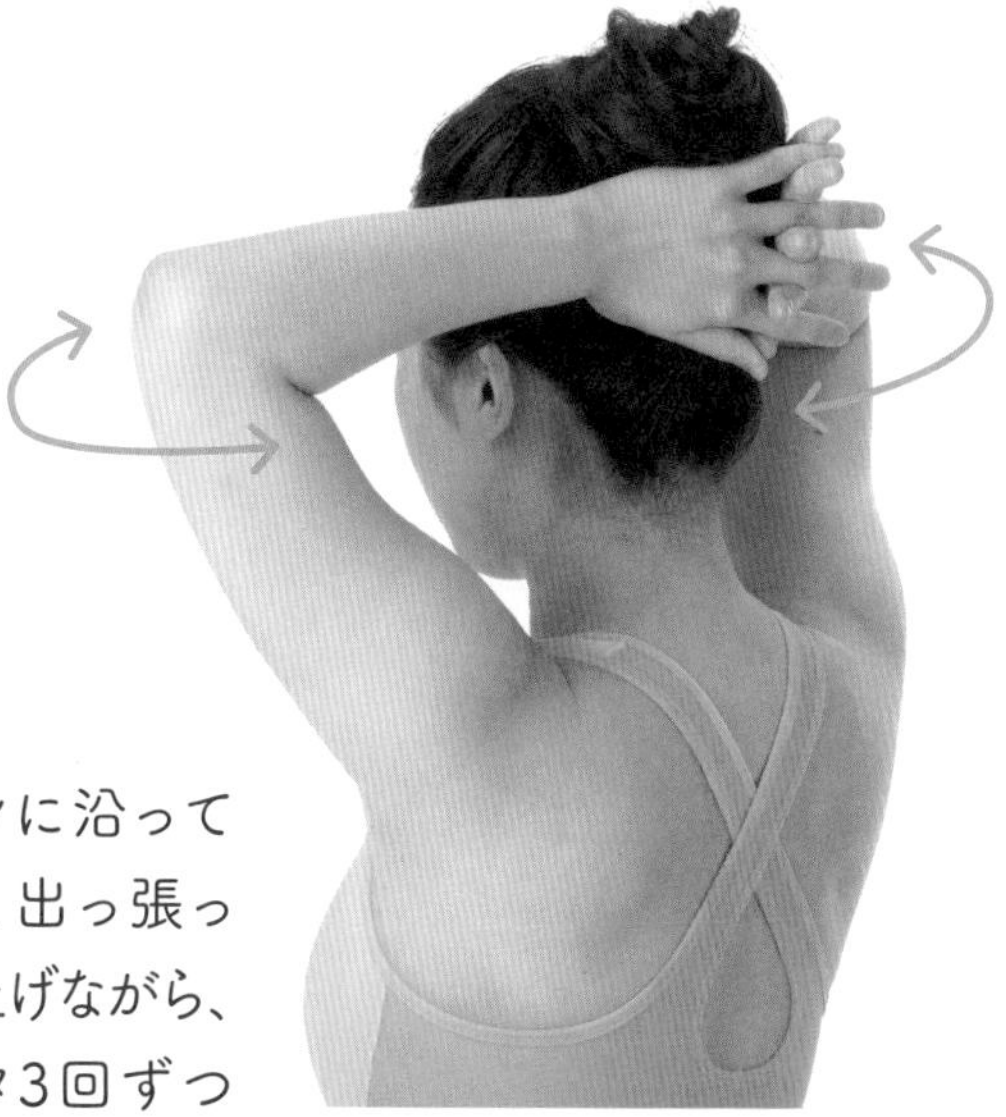

2

後頭部のラインに沿って手根骨を当て、出っ張っている骨を押し上げながら、ひじをパタパタ3回ずつ動かす

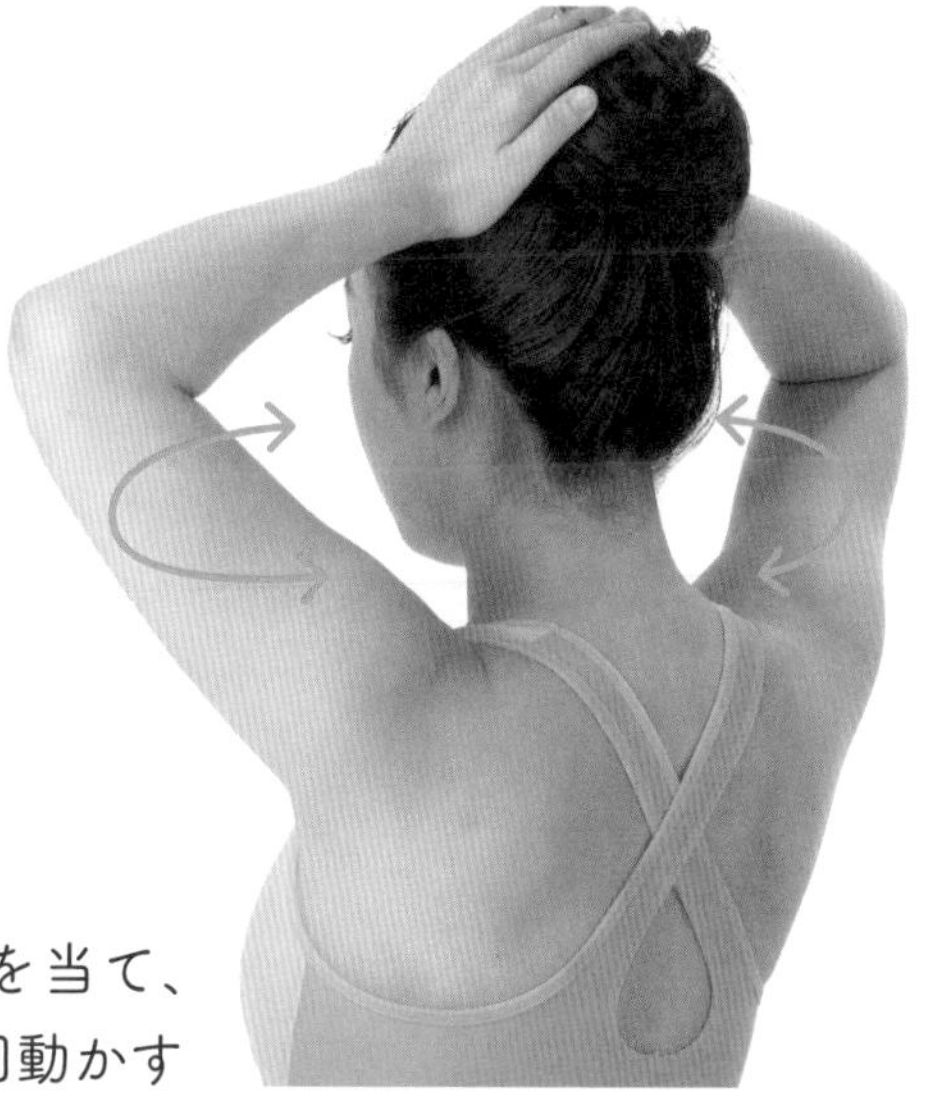

3

頭頂部に手根骨を当て、ひじをパタパタ3回動かす

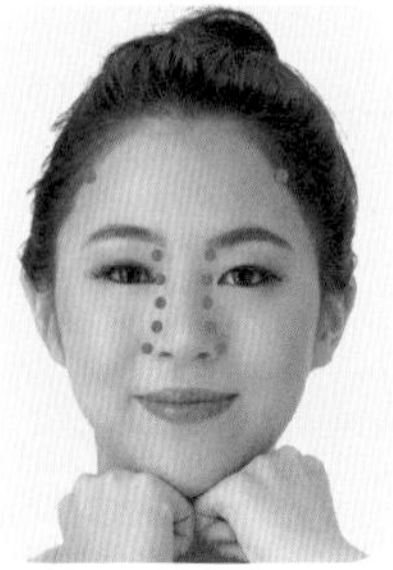

たてライン（前）

前頭部のへこみとその下の側頭部のへこみ、目頭から鼻骨に沿って下へ移動。骨を上に押し上げるようにして

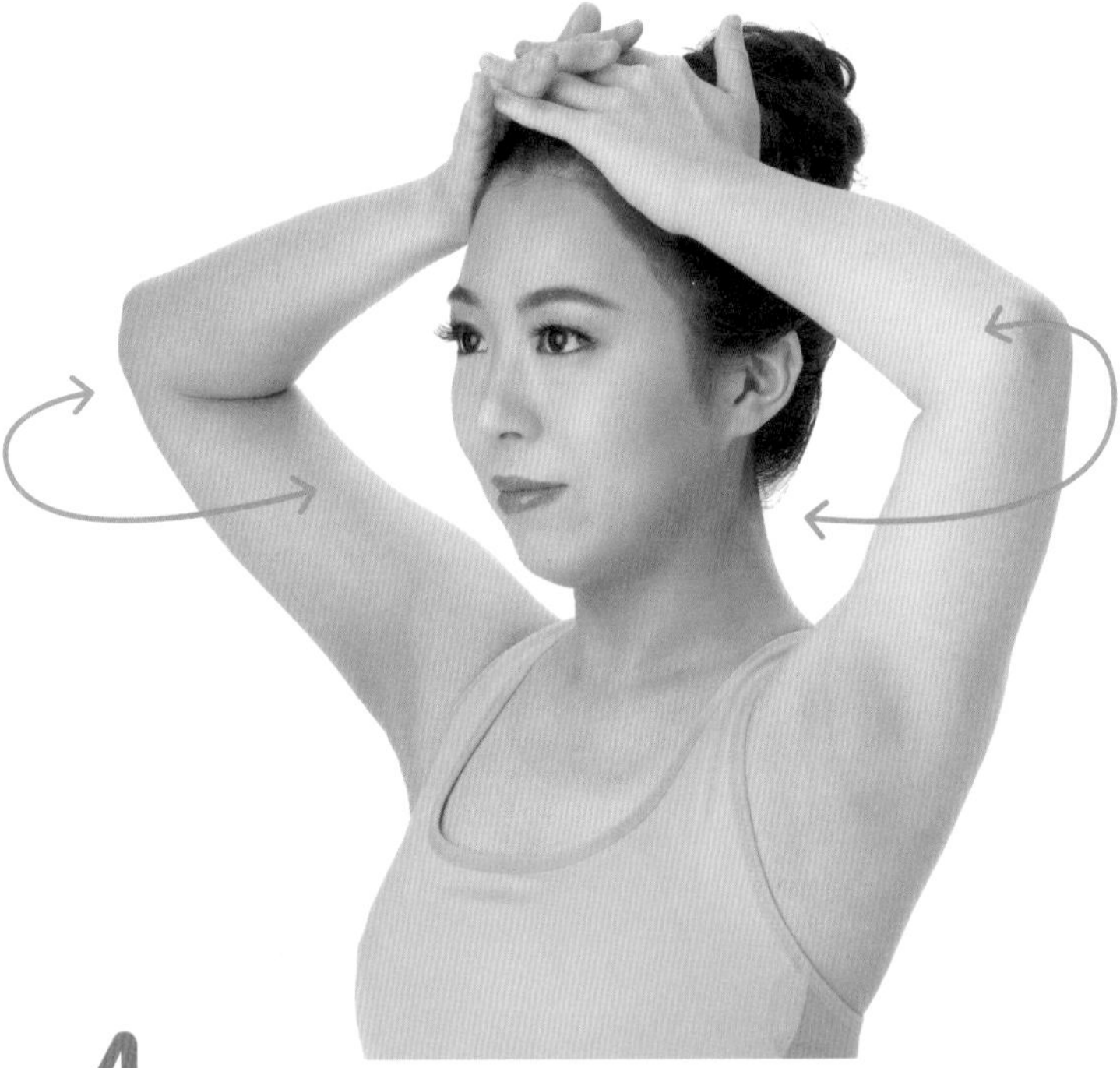

4

前頭部のへこみ（おでこの髪の生え際）に手根骨を置き、ひじをパタパタ3回動かす

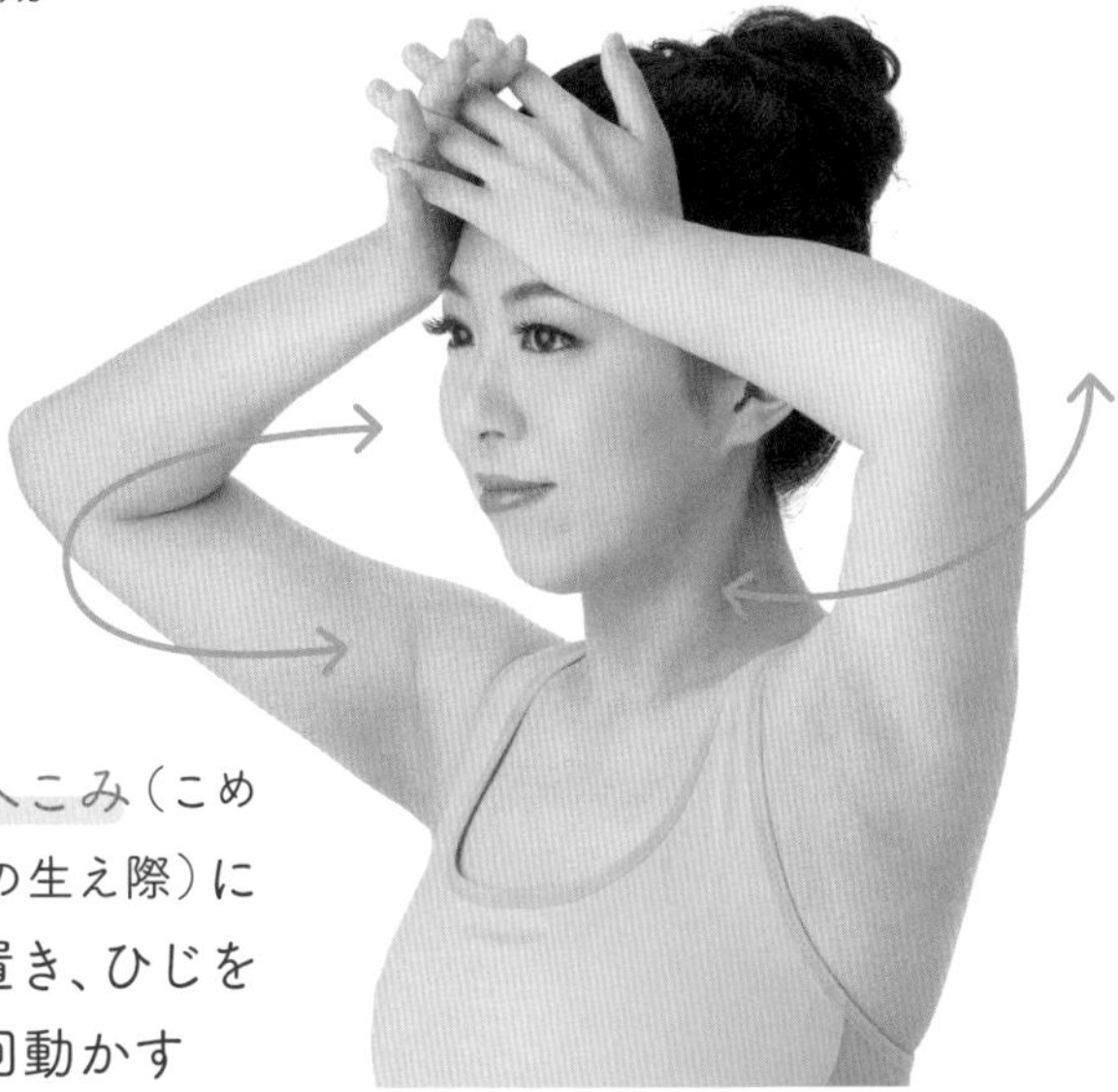

5

側頭部のへこみ（こめかみ上の髪の生え際）に手根骨を置き、ひじをパタパタ3回動かす

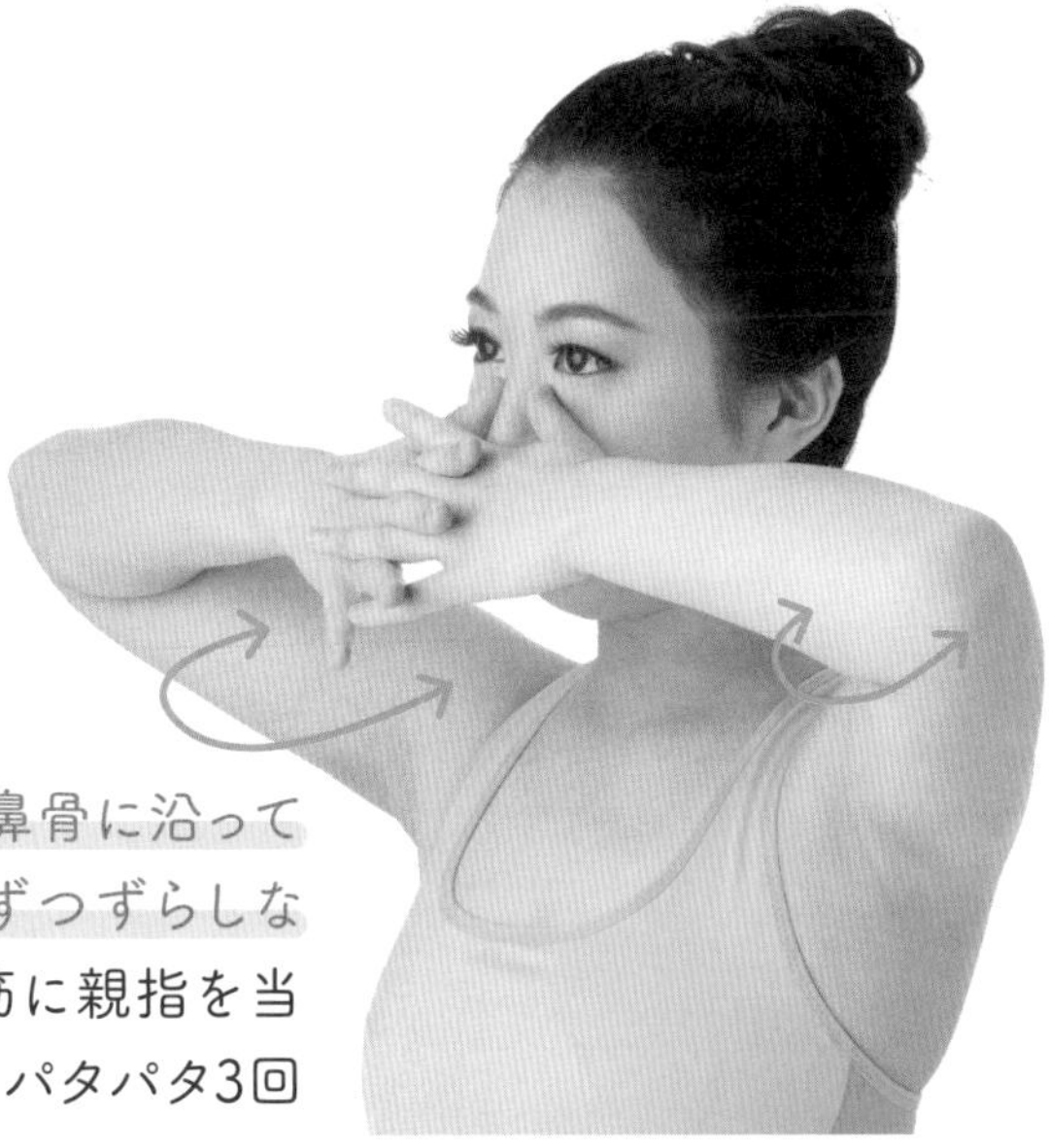

6

目頭から鼻骨に沿って1センチずつずらしながら、鼻筋に親指を当て、ひじをパタパタ3回動かす

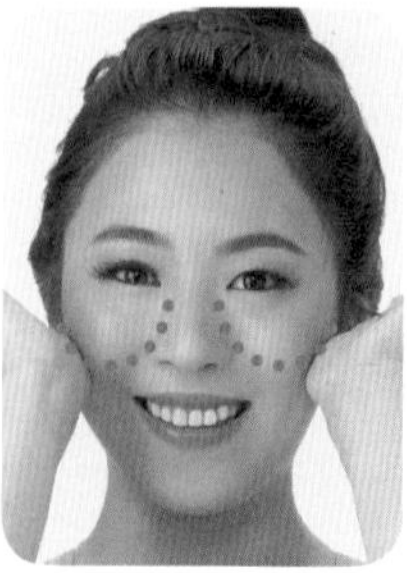

よこライン

両眉頭の下にそれぞれ親指先を置き、そのまま親指を小鼻わきまで添わせて、上部で手を組んだ状態からスタート

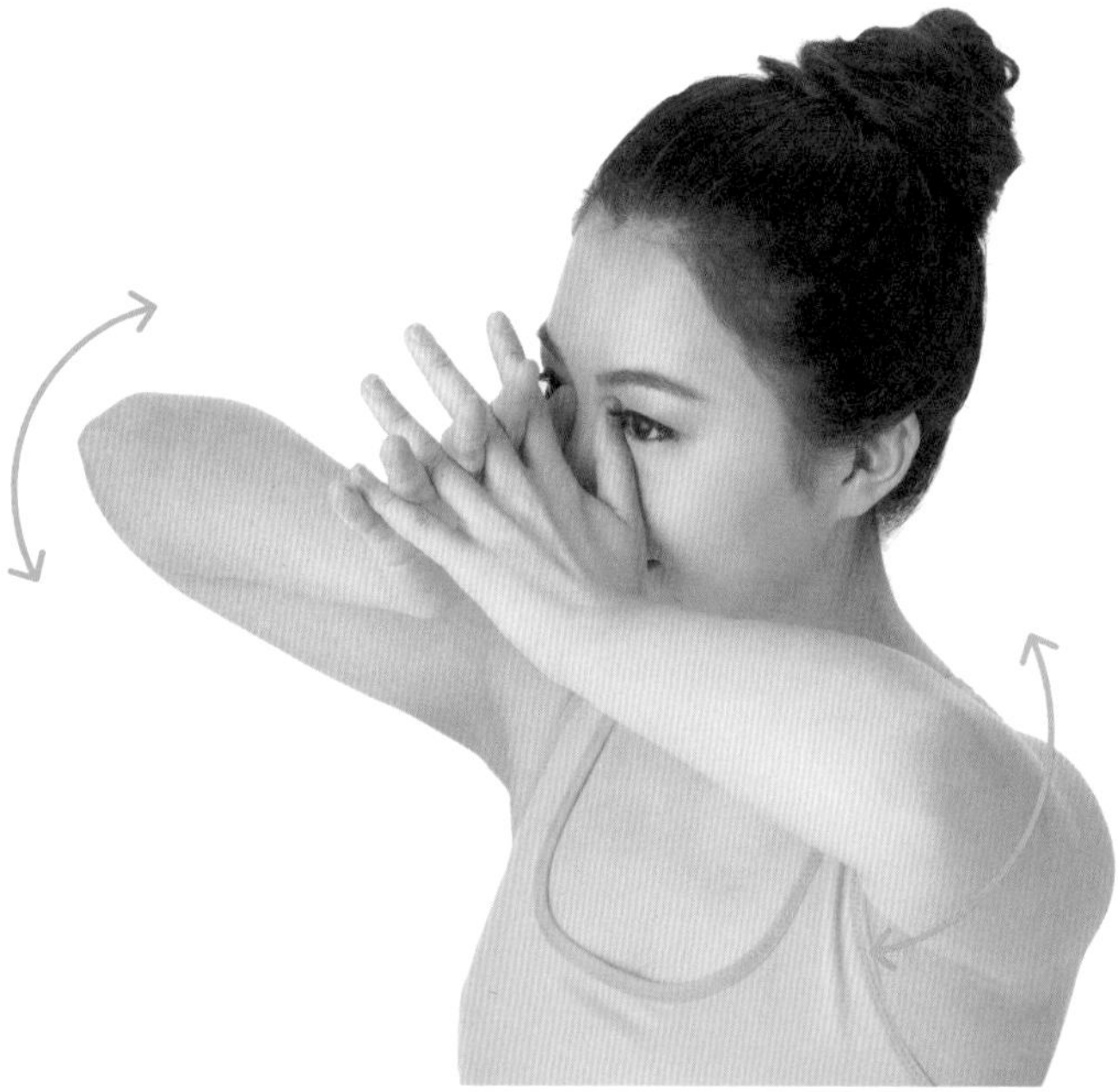

1

鼻筋に親指側面を当て、頬骨を上に持ち上げながら、ひじを前後ろに（開いて閉じる）3回動かす

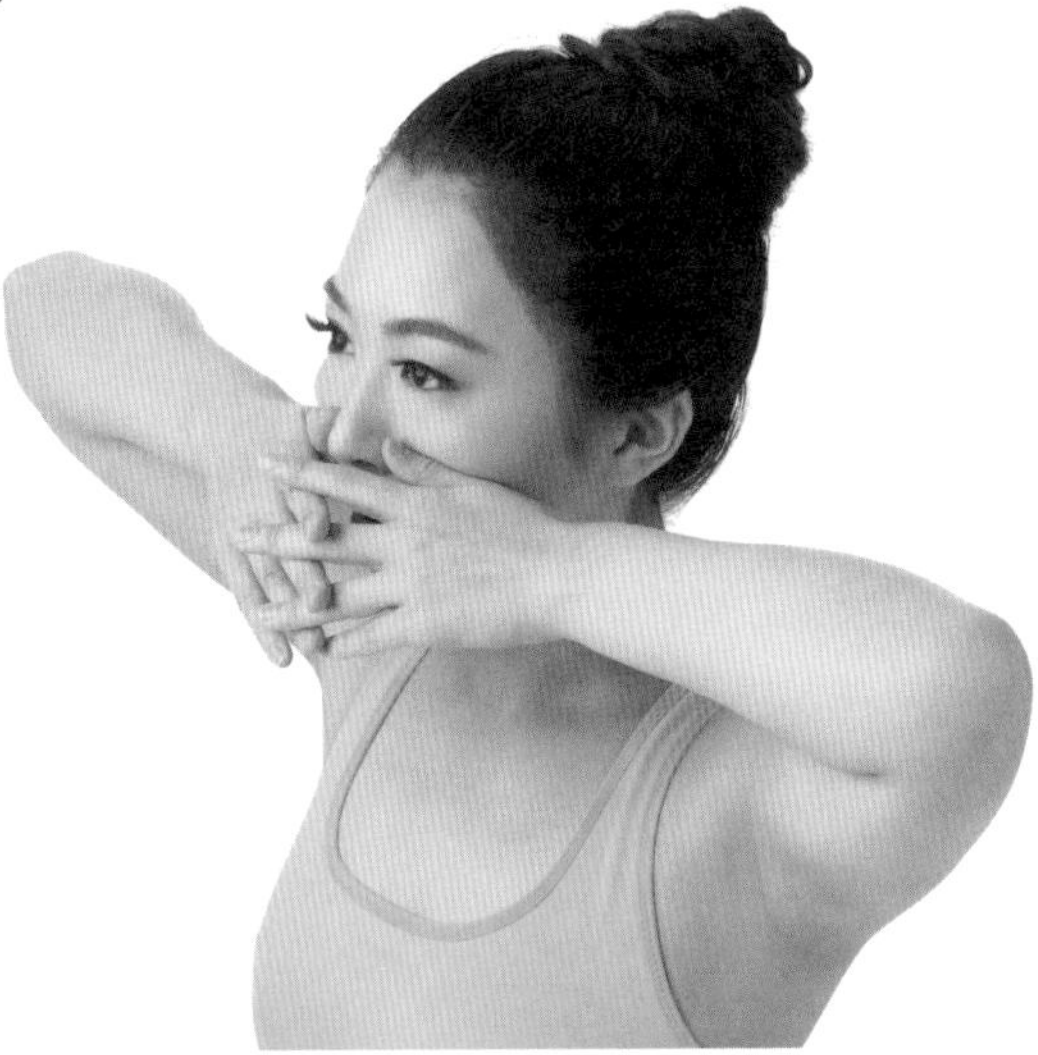

2

頬骨中央を親指側面を使って上に持ち上げ、ひじを前後ろに（開いて閉じる）3回動かす

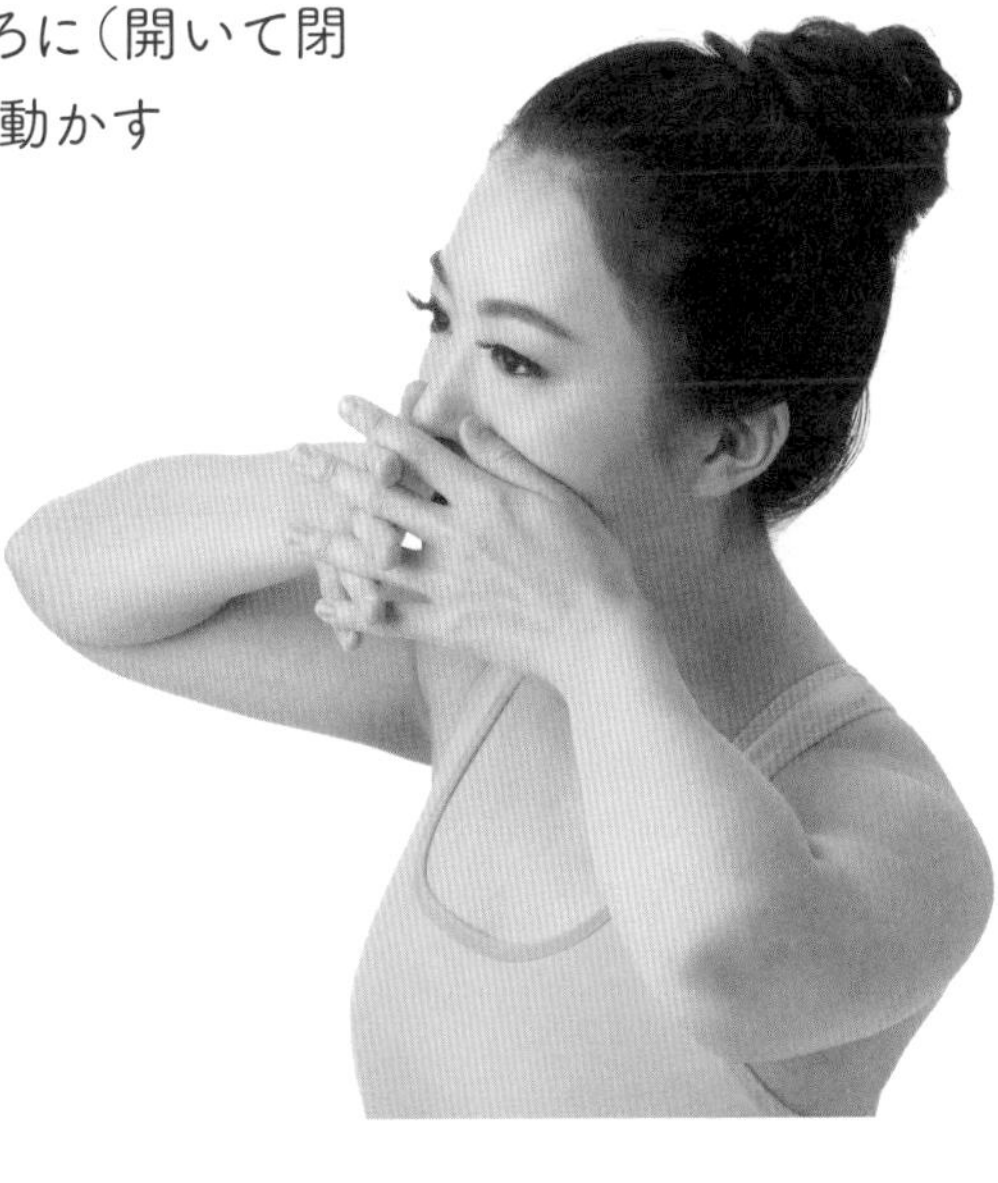

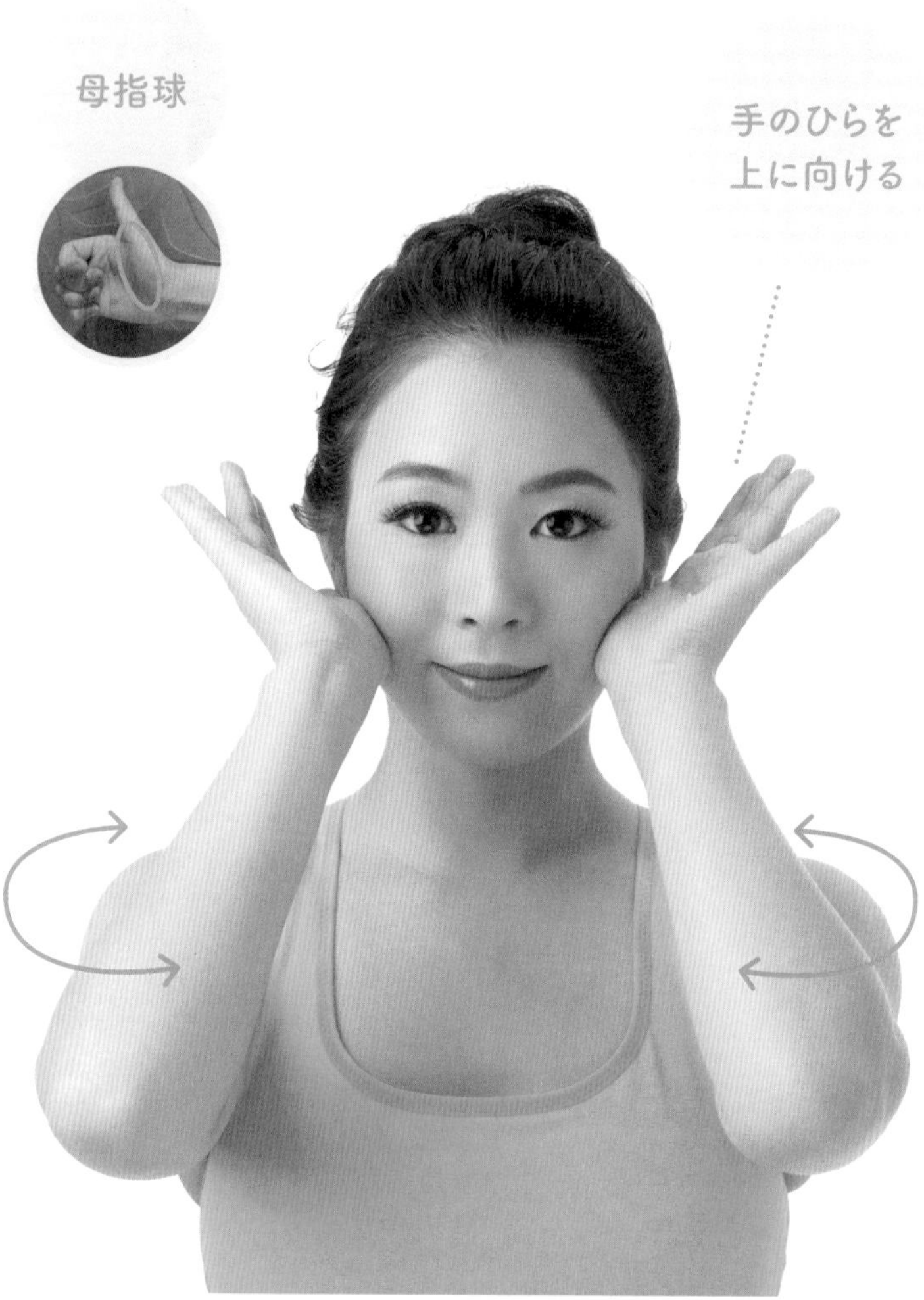

3

頬骨～耳のよこを母指球を使って上に持ち上げ、ひじを前で合わすように3回動かす

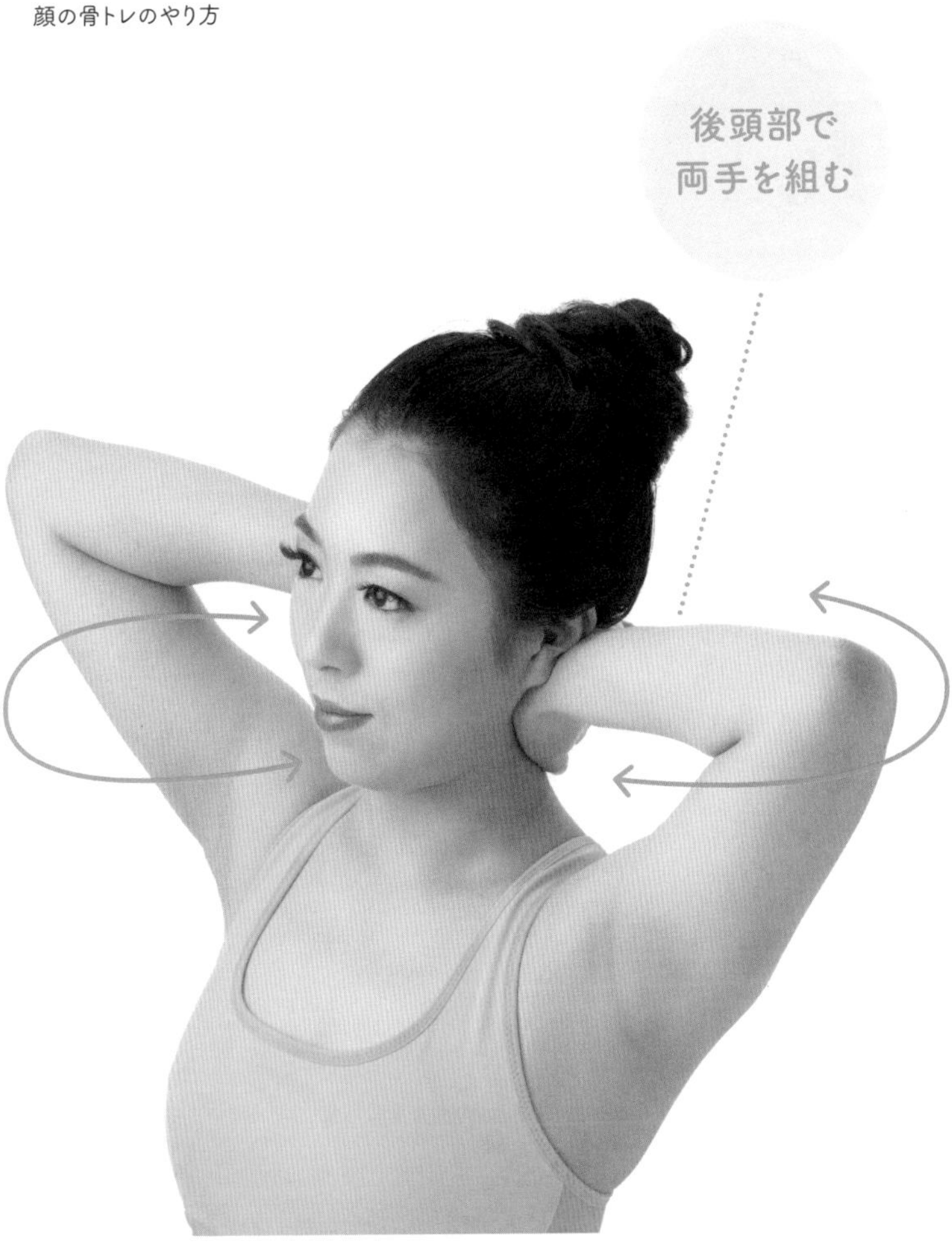

4

耳の後ろに母指球を当て、耳たぶの下の骨を持ち上げながら、ひじを前で合わすように3回動かす
皮膚を引っ張らないよう気をつける

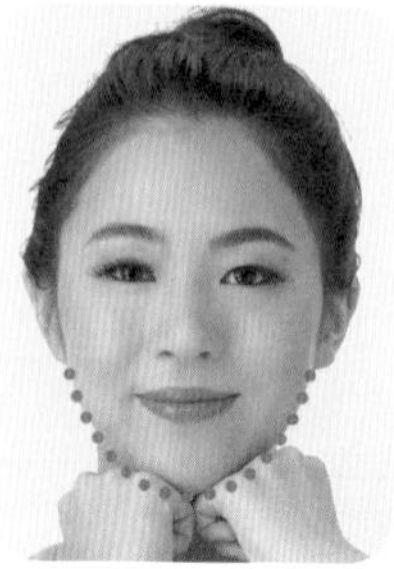

あごライン

首をまっすぐ伸ばして首の胸鎖乳突筋がまっすぐに伸びているか確認

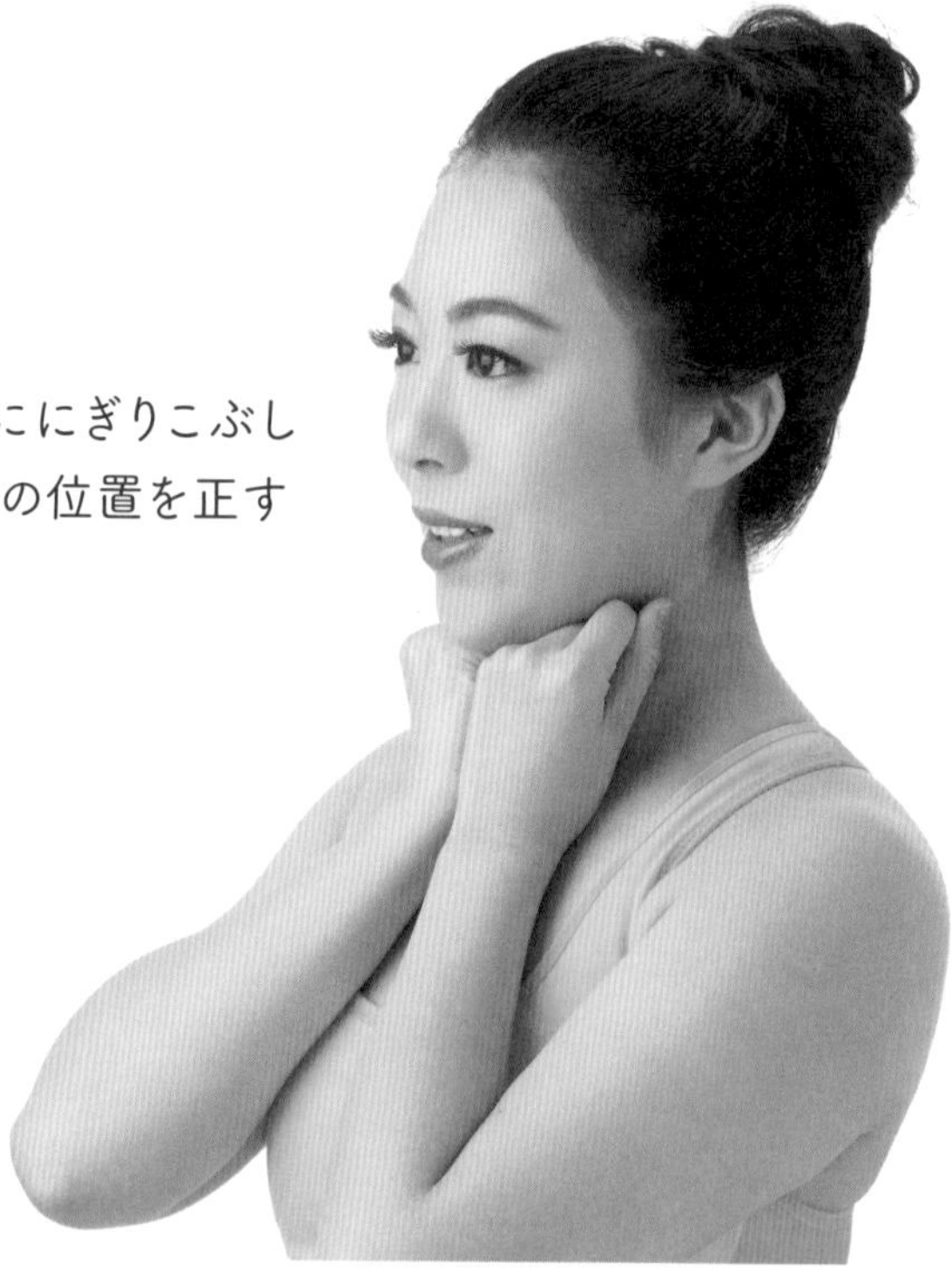

1

あご中央ににぎりこぶしを当て、首の位置を正す

2

あごの下に当てたにぎりこぶしを上下に動かし、歯を軽くカチカチかみ合わせる（3回）

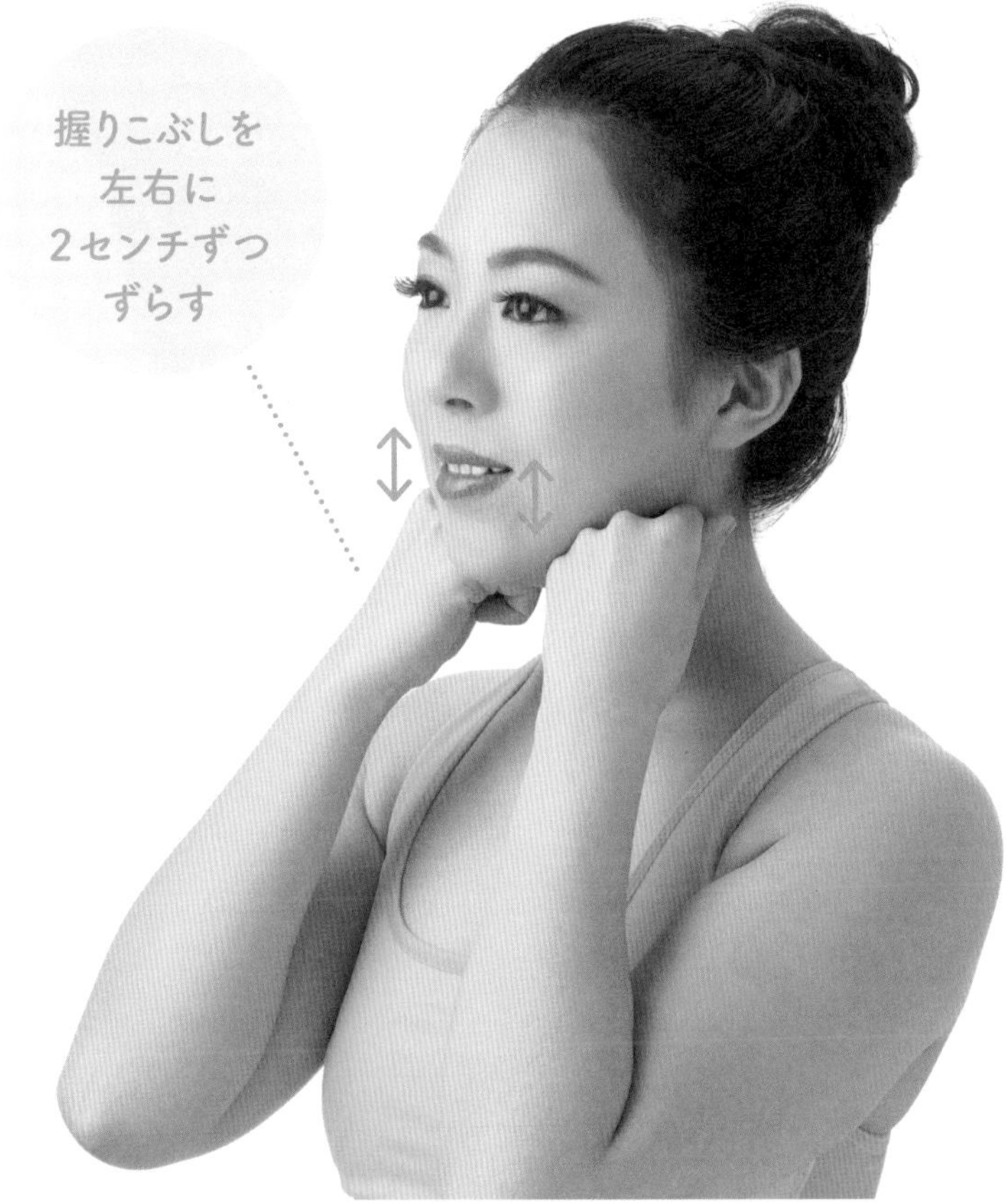

3

あごとエラの間の位置で手を上下に動かし、
歯をカチカチ軽くかみ合わせる（3回）

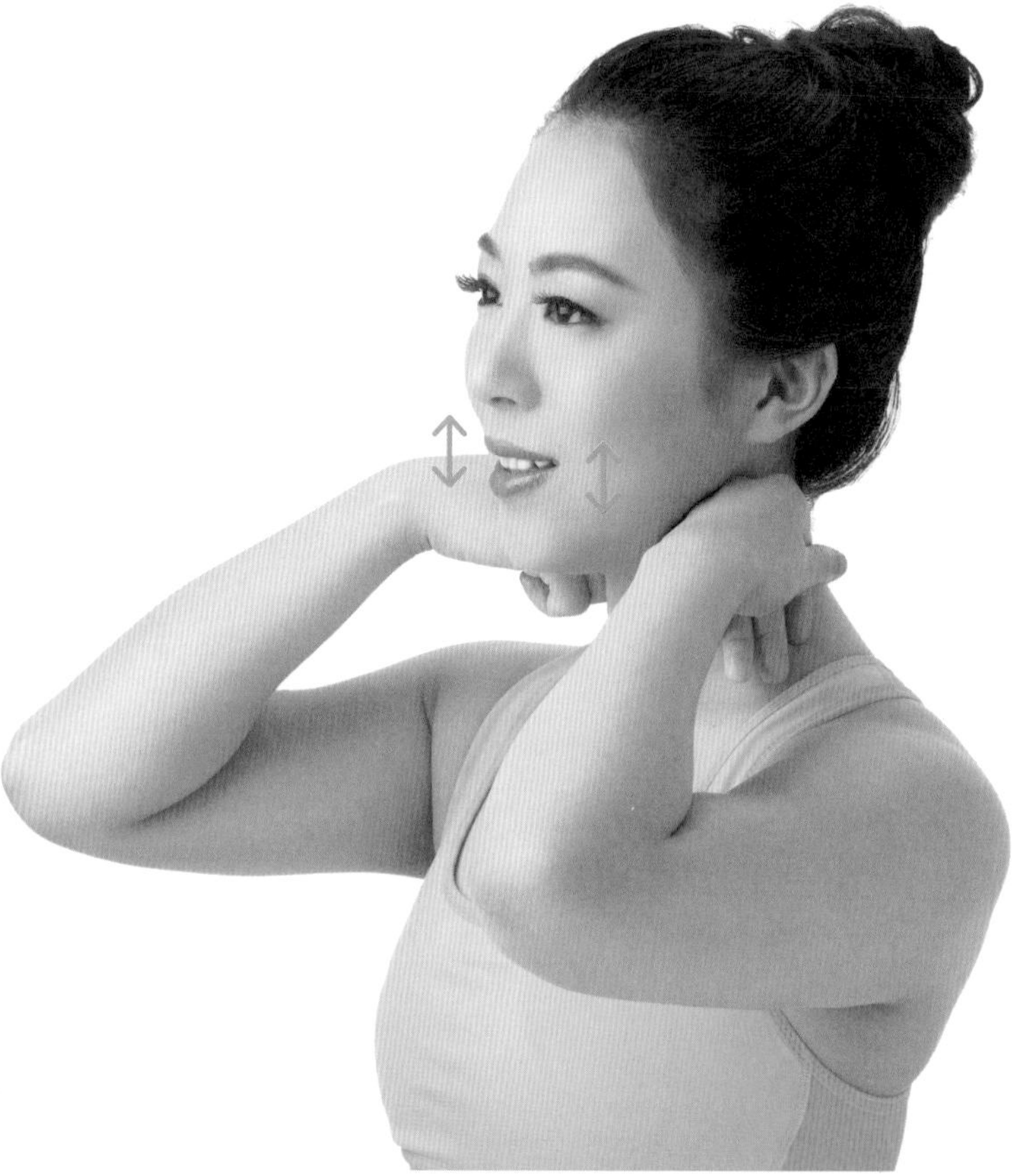

4

エラの位置で手を動かし、歯をカチカチ
軽くかみ合わせる（3回）

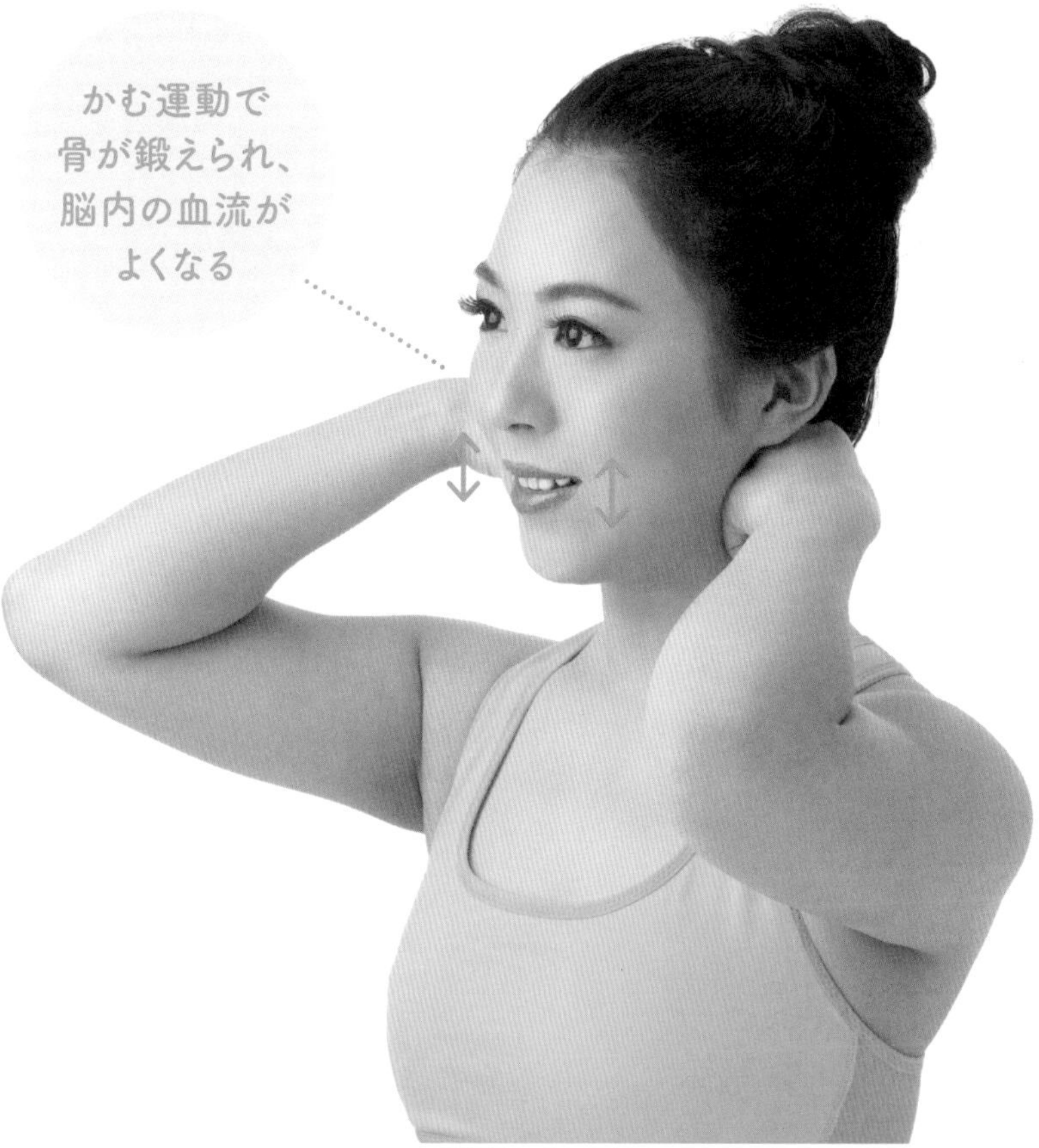

5

エラの後ろ（耳の下）の位置で手を動かし、
歯をカチカチ軽くかみ合わせる。（3回）

注 歯をかみ合わせたときに痛みや違和感があった
場合は、中止してください

姿勢を整えてから実践すると効果的！

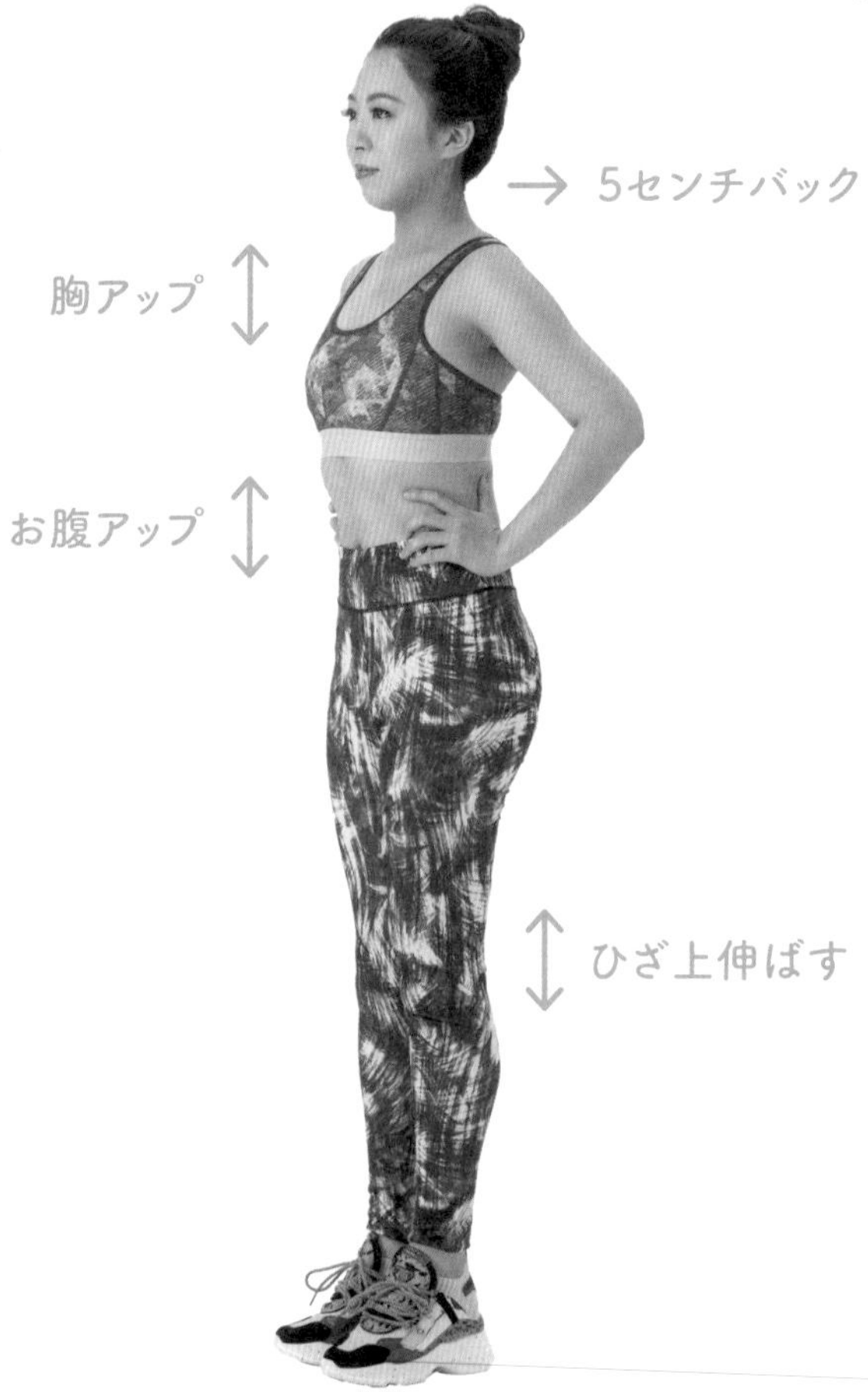

ひざ裏を伸ばし、お腹と胸の位置を高く引き上げると、前に出た首が自然に正しい位置に戻る

→詳しい「顔の骨トレ」のやり方は第2章で解説します

第1章

なぜ、「顔の骨トレ」で劇的に若返るのか

――そのしわやたるみは「骨の老化」が原因だった

老化の真犯人は、顔の骨

今、美容医療の世界では、**しわやたるみには、顔の骨から直す**のが第一選択肢となるということをご存じでしょうか？

そのわかりやすい例が、しわやたるみへのヒアルロン酸注入です。

ヒアルロン酸というと、コラーゲンと並ぶ皮膚（真皮《しんぴ》）の構成成分。だから、従来の治療法では、しわやたるみなどを消すために、皮膚の溝を埋めるようにしてヒアルロン酸を注入していました。

ところが、最近の美容皮膚科では、**ヒアルロン酸を「皮膚」ではなく「骨」に使います**（実際には骨には注入できないので、骨膜の上に置きます）。

顔の骨（頭蓋骨）が縮んで、皮膚が余って、たるみ、しわができることに注目し、ヒアルロン酸をあたかも軟骨（軟骨の硬いゴムのようなゲル状成分がヒアルロン酸です）のように見立てて充填《じゅうてん》することで、減ってしまった骨を土台から持ち上げるのです。

つまり、**老化によって減ってしまった骨の代わりとして、ヒアルロン酸を補充しているのです。**

顔の土台となる骨（骨格）のボリュームを補ってリフトアップをはかれば、皮膚表面にあるしわやたるみが目立たなくなります。

ここでお伝えしたいことは、**顔の土台は「筋肉ではなくて骨」**だということです。

これまで顔の老化症状の多くは、顔の筋肉がゆるんで、その上に乗る皮下組織と皮膚が重力で落ちてしわやたるみになるといわれてきましたが、実は、顔の土台である頭蓋骨が萎縮して顔の骨格が変化しているからなのです。

そうです。肌の老化は、骨の老化。もし、美容治療で「10年前の顔」を手に入れようとするなら、「しみ、しわ、たるみをとる」といった部分ではなく、土台である骨への根本的アプローチを一番に考えるのが正解なのです。

この本では、美容医療で行っているヒアルロン酸補充同様に、骨格からの若返りを自分で簡単にできる有効なホームケアの方法をお伝えしていきます。

また、「骨格からの若返り」は、みなさんの外面だけでなく内面にも変化を起こします。

今の世の中、誰もが気づかないうちにストレスを抱え、フィジカルとメンタルの両面で疲れています。

だからこそ、**自分の内面にある骨を強くしてもらいたい**――。

実年齢より若く見られるようになると「自信」が持てて「前向き」になりますが、それだけではありません。

「骨を自分でコントロールができる」ことを知ることで、「自分の人生を自分で操作できる」意識が高まります。

自分の体のハンドルを握って運転できるということです。

老化といった「疲れ」も、主体的に自分でコントロールすることが可能です。

自分の人生を自分で操作できる〝手立て〟として、この「顔の骨トレ」を選んでいただければ幸いです。

「しわやたるみ」は骨の老化が引き起こしていた

加齢とともに顔の土台の骨が縮む（骨量が減る）と、その上にのっている皮膚の土台が崩れ、皮膚の上にしわやたるみが出てきます。

これは次のページの図を見ていただければ一目瞭然です。

顔には目（眼窩《がんか》）、口（口腔《こうくう》）、鼻（副鼻腔《ふくびくう》）が入る穴があります。**穴というのは構造上弱く、ふちやへりは壊れやすく、もろいため骨も縮みやすい**のです。

目のまわりの骨が減ると、眼窩（目の穴）が広がり、上まぶたが落ち込んだり、下まぶたにたるみや影が出てきます。

口のまわりの骨が減ると、口元にしわができ、ほうれい線が目立つようになります。

鼻のまわりの骨が減ると、副鼻腔の穴（梨状口《りじょうこう》）が広がり、鼻の脂肪が横にずり落ち、鼻が低く大きくなったような印象に変わります。

顔の骨が縮むとフェイスラインが崩れてしまう

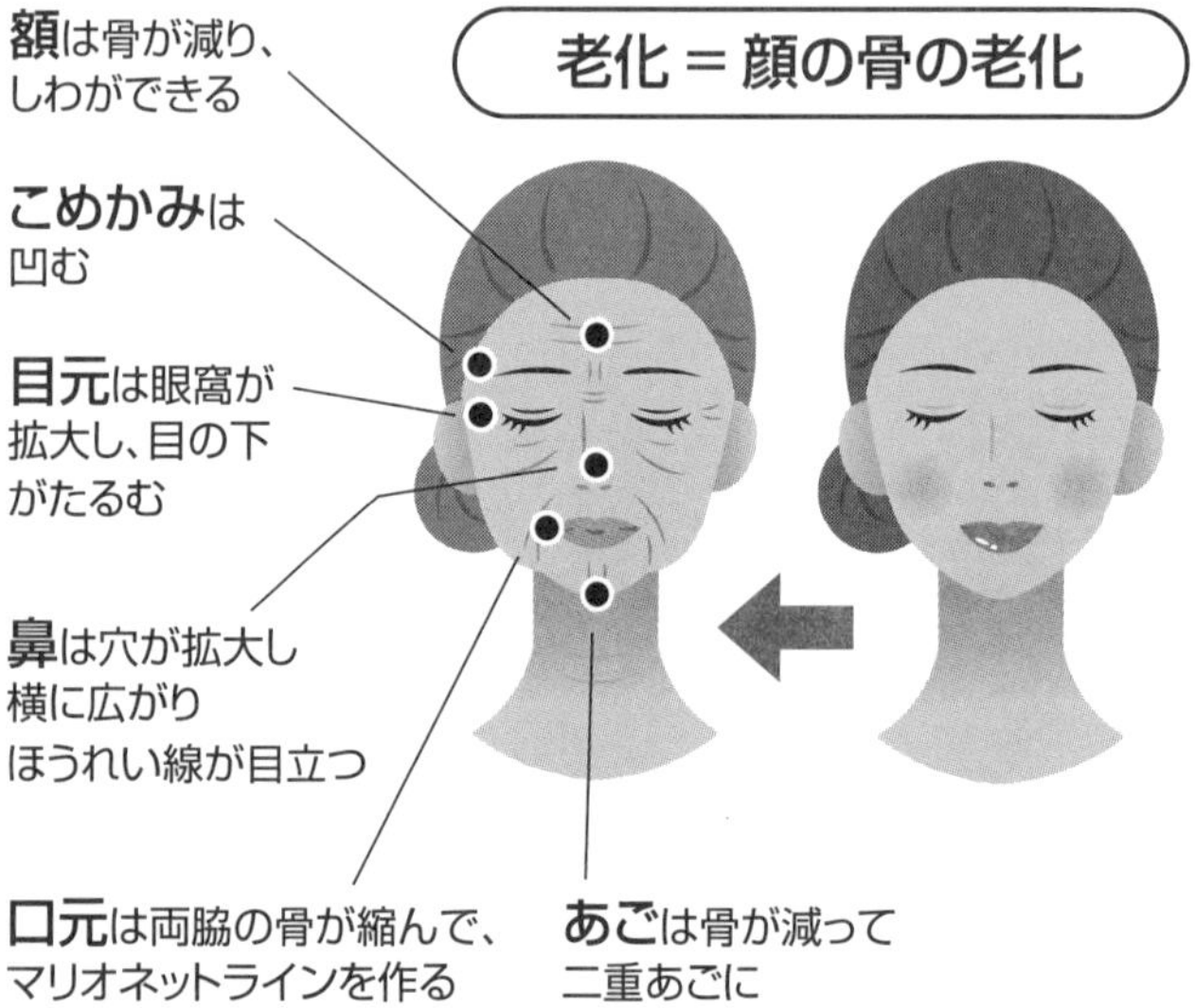

穴のフチやヘリはもろくて弱いので、
顔の骨もここから減ってしまう!

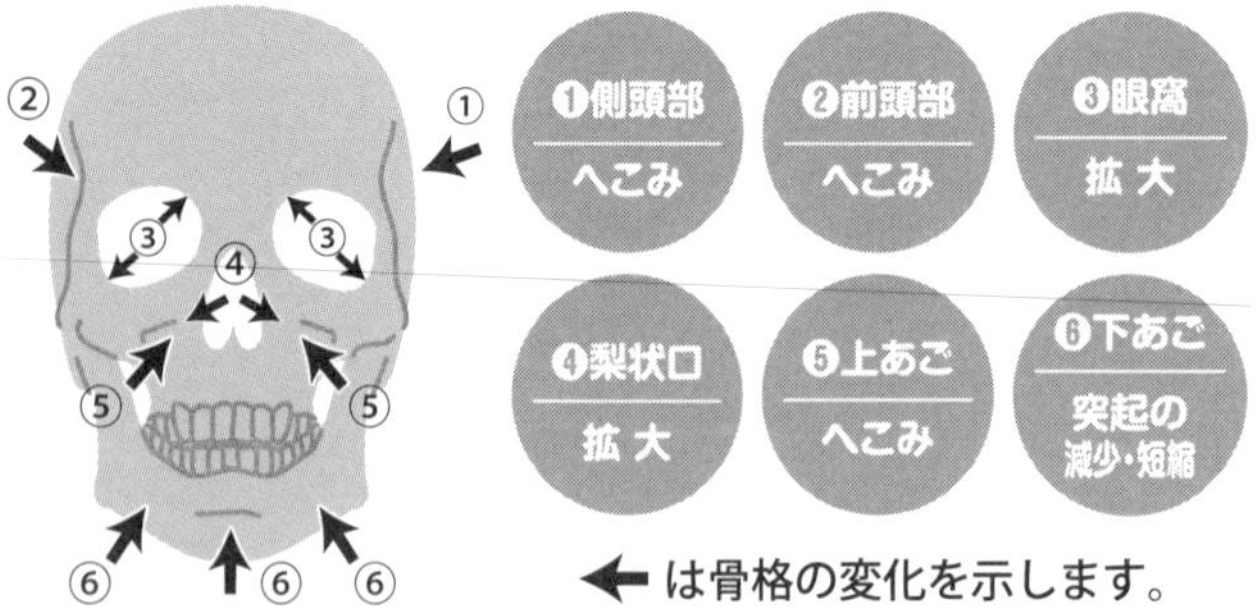

← は骨格の変化を示します。

さらに、顔の骨は、骨の位置や構造的に、体の骨より早く減る、全身の骨より老いやすい。そういえば、体よりも早く老化の兆しである目じりのしわや口元のしわが表れた気がしませんか。

そうならば、より早く老化する場所＝顔の骨から対策を講じる必要があります。

顔の土台の骨、そして、その骨の縮小は医学的な根拠や治療法も確立されていなかったので、今まで手つかずの領域でした。

冒頭で紹介したヒアルロン酸補充法や美容整形などをしなくても、手軽に、簡単に、自分でできる有効な方法はないか――。

こうした試行錯誤の末に生まれたのが、一日1分でできる「顔の骨トレ」なのです。

最新研究でわかった！若さを司る「骨」の秘密

今まで教科書で習った「骨」のイメージは、「体を支える」「運動器官」「脳や内臓などのやわらかい臓器を保護する」というのが一般的ではないでしょうか。

ところが最近の研究で、**骨が全身の「老化」を止める重要な伝達物質をつくりだしている**ことがわかってきました。

その前に、ここで骨について、老化と関係していて、かつ意外に知られていない話だけをかいつまんでご紹介しましょう。

●骨を強くするには「骨量」だけでなく「骨質」が決め手！

まずは骨の構造について。

骨というとカルシウムを連想し、硬くて丈夫な組織でできていると考えがちですが、そ

骨の強さを決めるのは、骨量（骨密度）だけではない

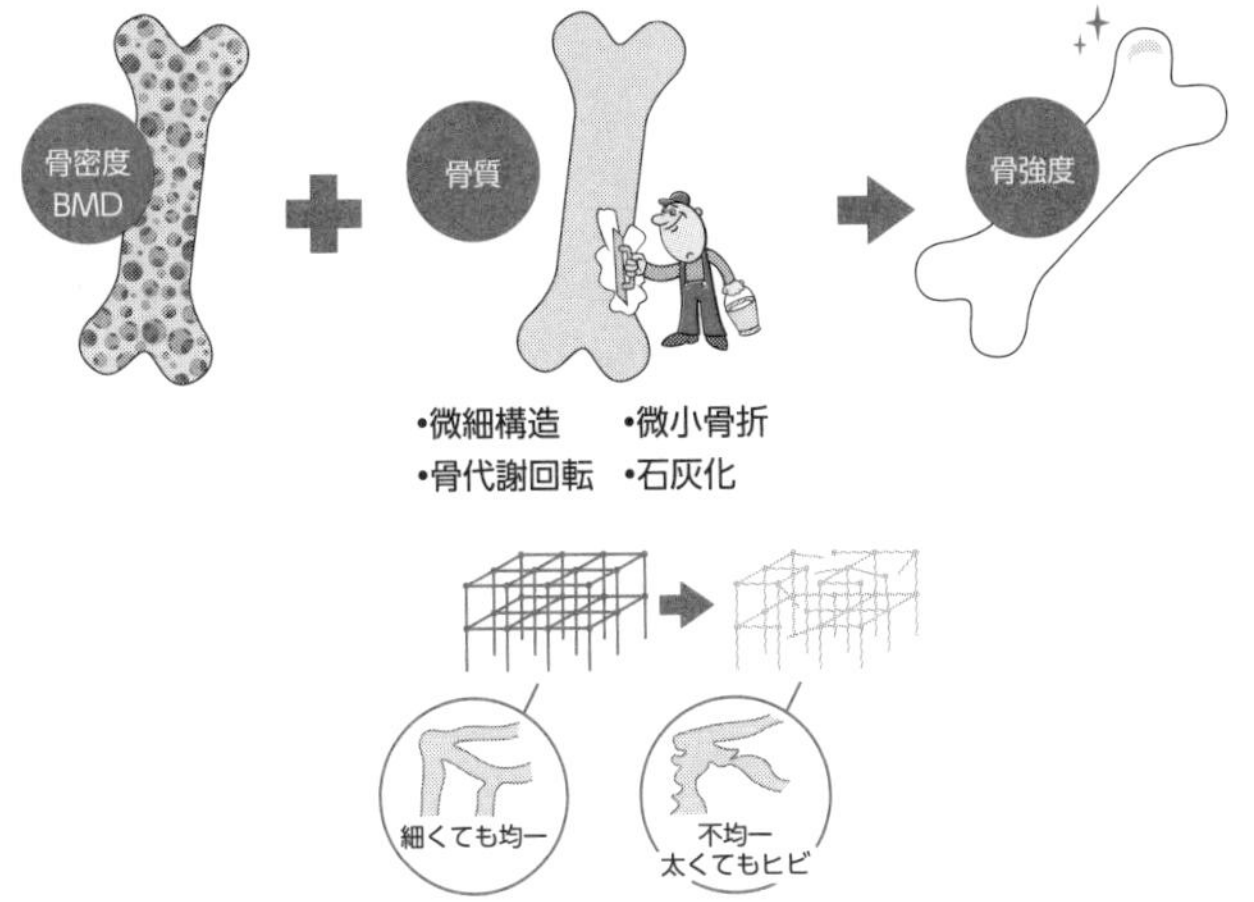

れは骨の「外壁」ともいえる皮質骨《ひしつこつ》のこと。骨の内部は海綿骨《かいめんこつ》と呼ばれ、スポンジのように小さな空洞がたくさんある柔軟性のある組織でできています（59ページ図参照）。

骨は、外部は硬く丈夫で、内部はスポンジ状、外からの圧力や衝撃を吸収するような構造になっているんですね。

骨を鉄筋コンクリートにたとえてみると、鉄筋の部分がコラーゲンで構成されています（ちなみに、コンクリートの部分はカルシウムなどでできています）。

何本もの鉄筋の〝梁《はり》〟がジャングルジムのように何方向にも張られていて、これが**骨質**、つまり骨のしなやかさや骨の折れにくさに関わります（上図参照）。

先に紹介した若さのカギを握る**骨密度（骨量）に関係するのも内部の海綿骨**のほうです。骨粗しょう症の骨の断面写真を見ると、内部が〝す〟が入ったようにスカスカしていますが、これはコラーゲン繊維が少なくなって、梁（骨梁《こつりょう》）の数が減り、粗い組織になっているからなのです。

●破骨細胞と骨芽細胞

次に、骨がつくられるしくみ（骨形成）について。

顔の骨量が減少していくというお話をしましたが、どうすれば新しい骨をどんどんつくって骨量を増やすことができるでのしょうか。

骨は肌などと違って新陳代謝をしているイメージがないかもしれませんが、実は、古くなった骨を壊して新しい骨をつくることを繰り返しています。

これを骨のリモデリング（骨代謝回転）といいます。

次の図のように、「破骨細胞」が古くなった骨に張り付いて骨を溶かし、そこに「骨芽細胞」

骨のリモデリング

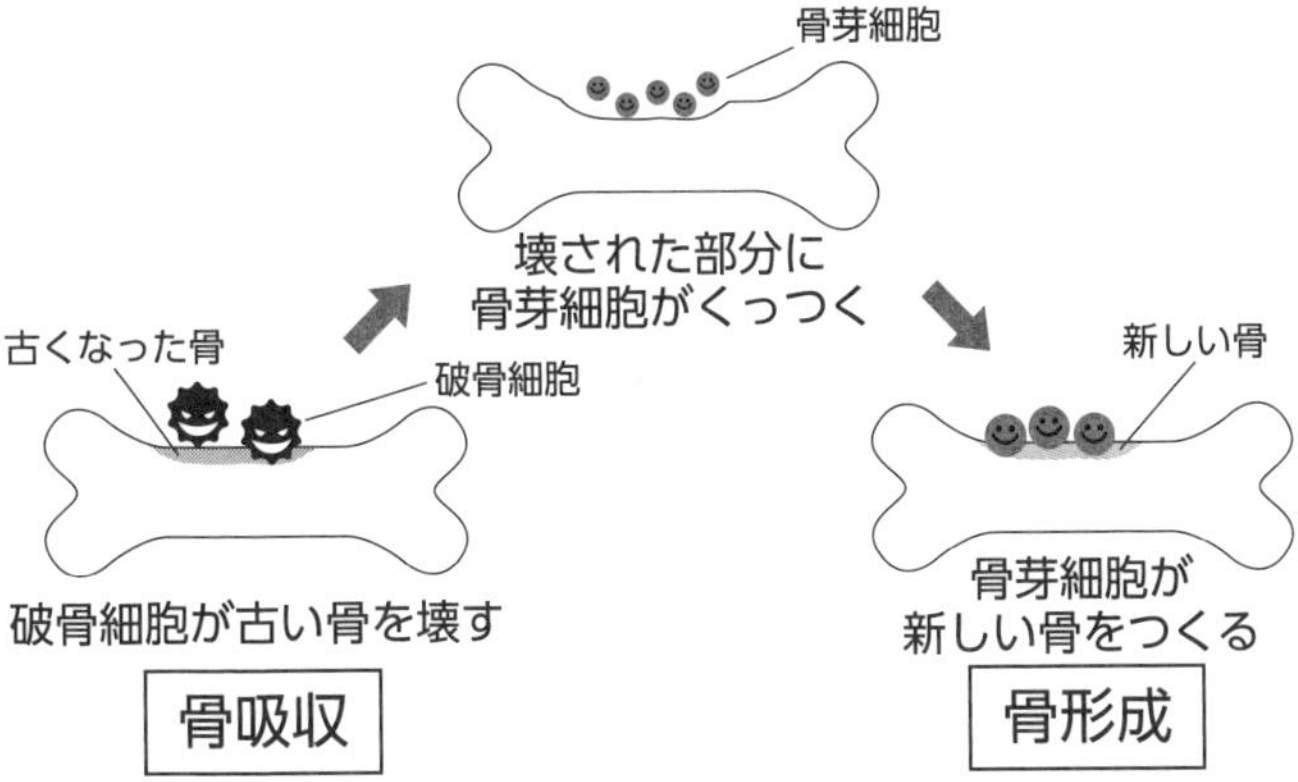

骨は、破壊と生成を繰り返して、強さと柔軟性を保っている。
これを「骨のリモデリング（骨代謝回転）」という。

骨の構造

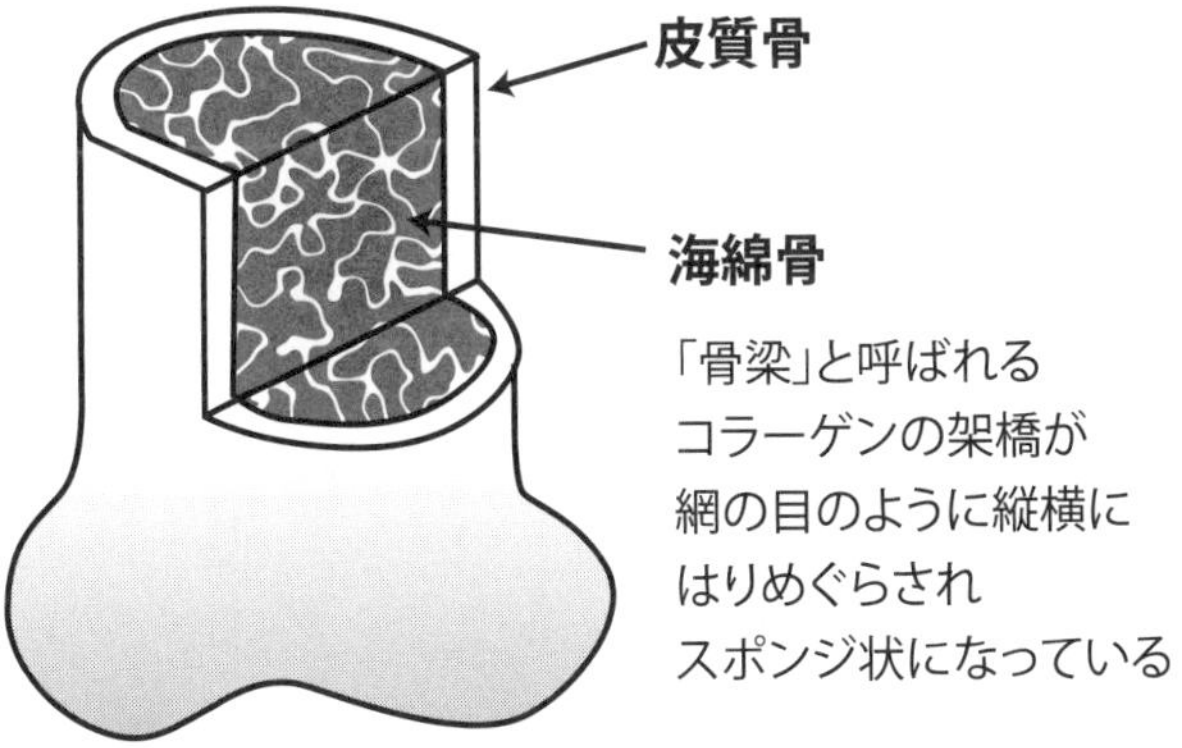

性ホルモンと骨量の関係

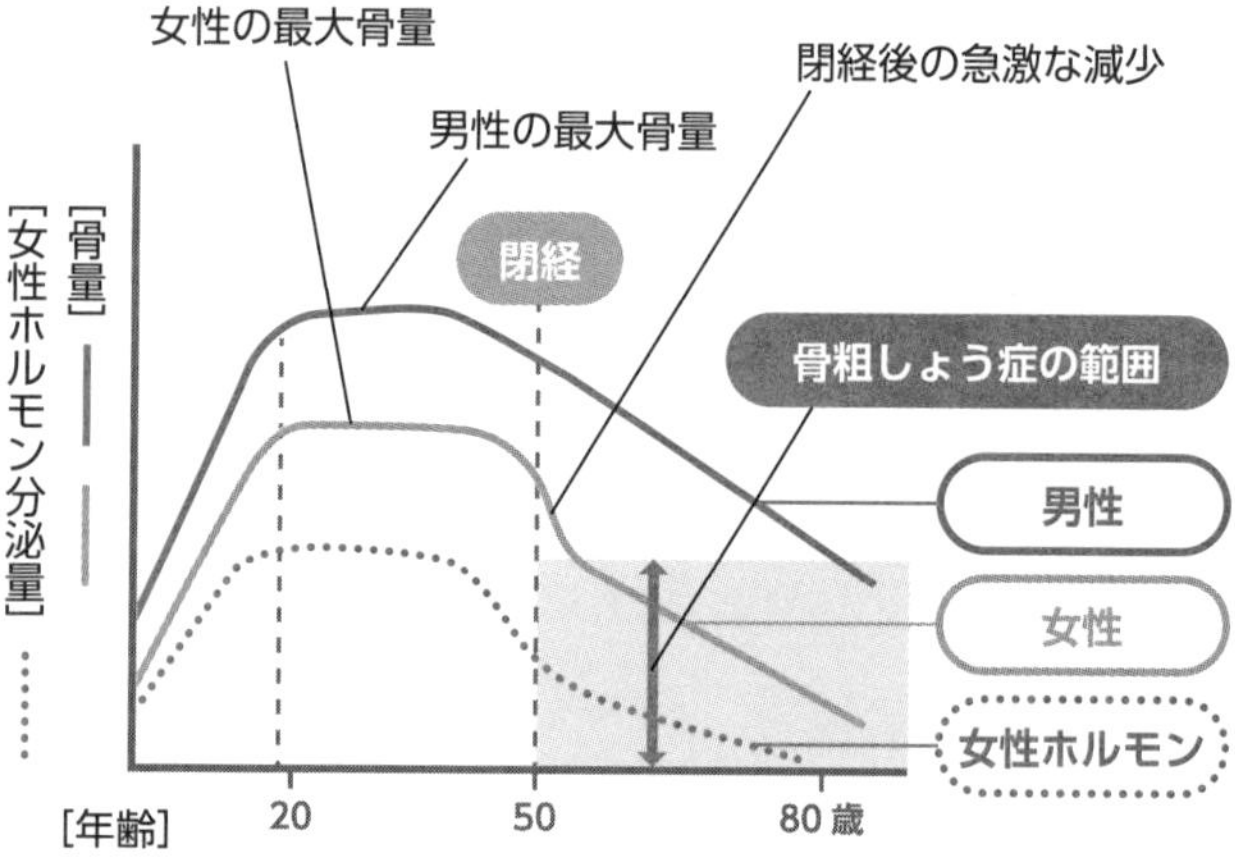

が新しい骨をつくりはじめます。

発育過程では大腿骨のような大きな骨でも2年程度で新しい骨につくり替えられ、大人になってからでも毎日1グラムの骨が新しくなり、3〜5%の古い骨が壊されていきます（骨吸収）。

ところが、この骨の代謝スピードは、加齢とともに少しずつ遅くなっていくのです。

顔の骨が縮んでしまうのも、骨形成のスピードが追いつかないため。

とくに女性の場合、40歳前後から女性ホルモンの分泌が徐々に減少し、それにともなって男性以上に骨量が減少する傾向にあることを覚えておいてください。

面白いのは、**骨に圧力などの物理的刺激を与えると、そこに電位が発生して、骨形成のブレーキ役をする骨ホルモン（スクレロスチン）を減らし、代わりに、アクセル役の骨ホルモン・オステオカルシンを増やす**というデータがあることです。

「顔の骨トレ」は手を使って、骨に物理的刺激を与えるメソッドですので、一日1分をコツコツ（骨骨）続けることによって、顔の骨が減少する歯止めになるでしょう。

顔の骨トレで若返る理由①

頭蓋骨に刺激を与えて、若返り物質「オステオカルシン」が脳から全身を活性化！

ちょっと専門的な話になりますが、頭蓋骨はヘルメットのような一つの頑強な骨で脳を守っているように見えて、実は23個の小さな骨がパズルのように組み合わさってできています。

その小さな骨と骨の境目（縫合《ほうごう》線）には脳神経や血管が通っており、そこにダイレクトに刺激を与えて運動させるのが「顔の骨トレ」です。

従来の骨トレーニングでは、かかと落としやジャンプなど足に〝衝撃〟を与える方法でしたが、さまざまなデータと照らし合わせ、顔に最も近い頭の縫合線に刺激を加えるほうが、より早い時期に若さをつくるオステオカルシンが産生され、効果的だと考えたのです。

（73ページ参照）

全身の若さを生み出す骨ホルモン「オステオカルシン」とは

オステオカルシンの働き

①血糖の上昇を抑えて糖尿病を予防する
②記憶力・認知機能を改善する
③男性ホルモンを増やす
④筋肉を増やす
⑤メタボリックシンドロームを予防する
⑥活性酸素の産生を減らし、免疫力を上げる
⑦しなやかな血管を作る

骨に力が加わると、新しい骨がたくさん作られるだけでなく
早いタイミングでオステオカルシンを分泌する細胞が現われる

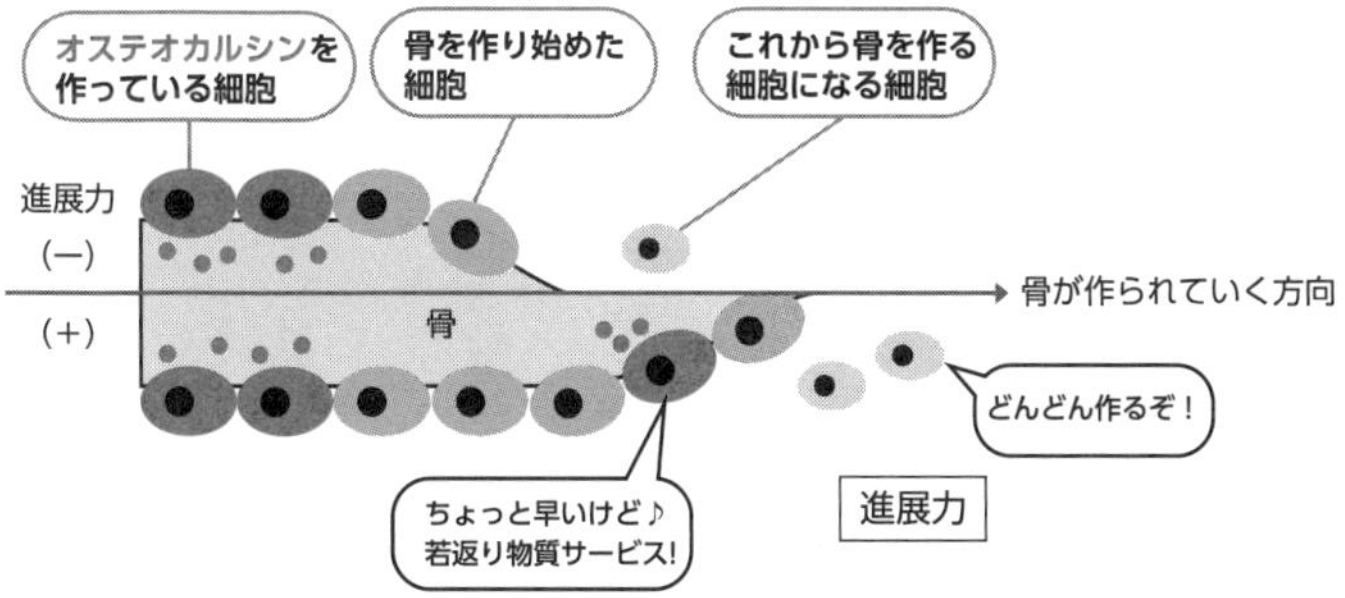

出典:岡山大学大学院医歯薬学総合研究科、2018年

骨を刺激すると骨芽細胞から分泌されるのが、いまご紹介した「オステオカルシン」。**近年、アンチエイジングの新たなカギとして、話題の伝達（メッセージ）物質です。**

伝達物質とは、カンタンに言えば、ほかの細胞に指示を出す物質のこと。

骨から血管を通じて全身の臓器にさまざまなメッセージを送り、影響を与えている若返りホルモンだと世界中の研究者に注目され、研究が進んでいます。

骨量アップはもちろん、記憶力、筋力、免疫力、筋力、生殖機能まで活性化することがわかっています。

先ほど述べた骨のリモデリングの過程で産生されるのがオステオカルシンです。

破骨細胞が古い骨を溶かし、その後、骨芽細胞が新しい骨をつくるタイミングで骨芽細胞で合成されます。

骨のリモデリングにより骨細胞から遊離したオステオカルシンは、全身の血管を巡り、ホルモンのように全身のバランスを整えていきます。

たとえば、インスリンの分泌を増やして血糖値を下げる作用により、糖・脂肪の分解・吸収が促進され、全身の代謝が上がります。筋肉に効率よくエネルギーが与えられ、筋力・

運動能力がアップします。

また、脳の海馬の神経細胞を活性化し、記憶力を向上します。

このような報告がアメリカ・コロンビア大学のジェラール・カーセンティ博士によって発表されて以来、全世界で研究が進み、新しい若返り作用が次々と明らかになってきているのです。

その有効性を裏付ける実験として、老いたマウスにオステオカルシンを補充するとマウスの記憶力が改善。作業記憶（ゴールを記憶）や学習記憶（ゴールの場所を覚える）の両方の改善が見られました。

オステオカルシンが脳の神経幹細胞を増加させ、再活性したことを示唆しています。

別の実験では、オステオカルシンを補充した老いたマウスにランニングテストを行うと、若いマウスと変わらない距離を同時間走れる筋《きん》芽《が》細胞がつくられ、筋肉の若さを再活性しました。

さらに、エネルギー源になる糖と脂肪酸を分解吸収するクエン酸サイクルも再活性し、肝臓機能をも向上させたのです。

顔の骨トレで若返る理由②

骨格の骨密度を上げて、肌の弾力と水分量がアップ

私たちが実施した調査では、肌質の状態と顔の骨密度の関連を調べ、数値で示しました。

先に「肌の老化＝骨の老化」「肌が若い人は骨も若い」というお話をしましたが、実際に、**骨格の骨密度が上がると、皮膚の皮下組織のコラーゲンやエラスチンといった膠原《こうげん》線維の弾力が上がり、肌の水分量も高くなっていた**のです。

皮下組織は表皮の下にあるクッションのようなもの。

顔の骨トレで微細な血管の血流もスムーズに流れると、肌に十分な酸素と栄養が届きやすくなります。

その皮下組織の中には網目状のコラーゲンのネットワークがあるので弾力をキープできます。

肌の老化のイメージ図

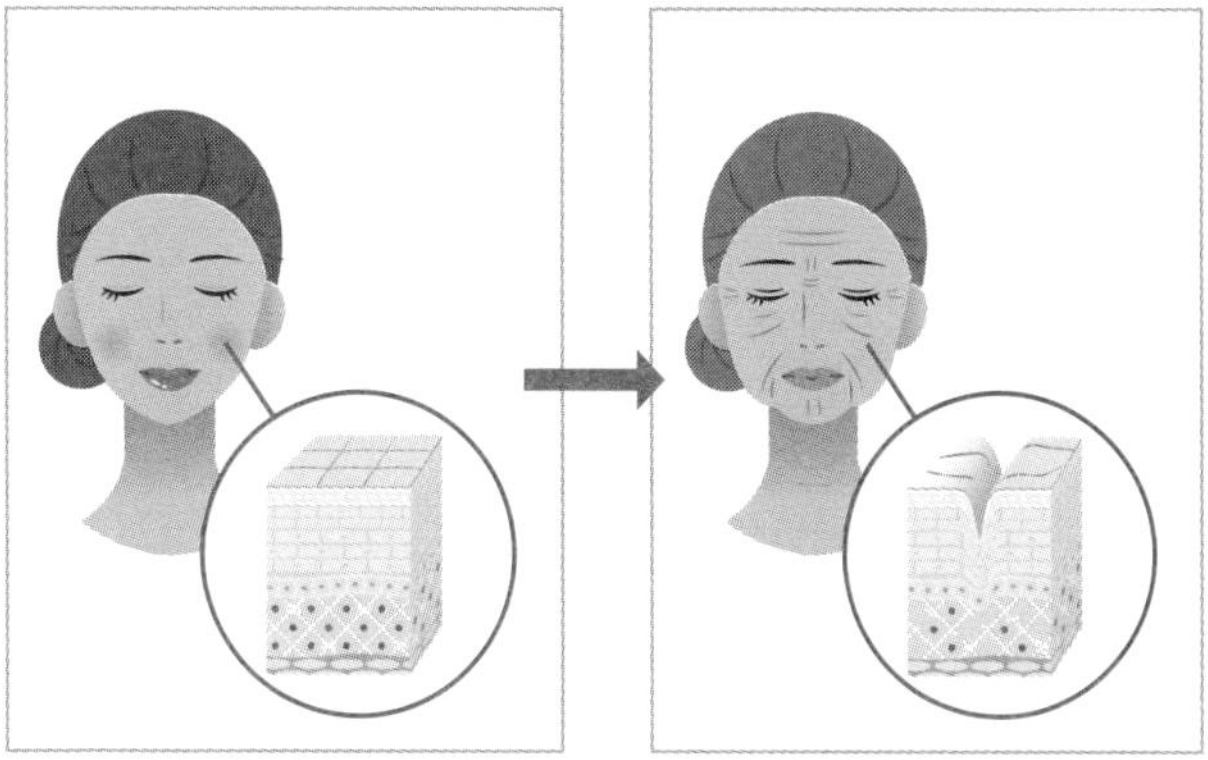

健康なコラーゲンネットワーク
ハリ・弾力がアップ

崩れたコラーゲンネットワーク
ハリ・弾力が低下

コラーゲンは骨の材料でもあり、皮膚と骨で互いに分け合う存在。肌も骨もコラーゲンが減ると薄く硬くなり、弾力を失います。**骨の材料であるコラーゲンが減少すれば、肌の弾力も減少する**わけです。

たとえば眼球のまわりの骨が減少して眼窩が拡大すれば、目元の皮膚のコラーゲンネットワークも崩れ、上にのっている眼球まわりの脂肪を支えきれずに「目の下のたるみやふくらみ」になります。

あごの骨量が減少し、ほおの厚い皮下組織が支えきれなくなると、ほおが下がり口元に「ほうれい線」ができてきます。

また、あごの骨量が減少すれば、フェイス

ラインの皮膚がたるみ、二重あごの原因となります。

同様に、マリオネットライン（口角から下に伸びるしわ）やゴルゴライン（目頭からほおに伸びるしわ）も骨梁のコラーゲンが減少することで骨量とともに支えが減り、たるみによってできてきます。


顔の骨トレを行った患者さんたちは、年齢や性別にかかわらず顔の横幅が小さくなり、フェイスラインや二重あごのもたつきがなくなり、小顔になりました。

先の調査からわかったのは、**顔が若く見える人は骨も若い**ということです。

顔の骨トレで若返る理由③

首から「軸骨格」をリセット！全身の姿勢（アライメント）を整える

最近、「スマホ首」で首こりや肩こりを訴える人が急増しています。スマホ首とは、スマートフォンなどを長時間うつむいた姿勢で見続けることによって起こる首の状態のことで、整形外科では「ストレートネック」と診断されます。

頭は約5～6キロほどの重さがあります。

70ページの図のように、首が前傾すればするほど、首やその周囲の骨や筋肉にかかる負担は飛躍的に高くなります。

スマホを見ながら頭を下に目線を落とすと18キロ、友達へのメッセージに集中してタイプしていたら22キロも首に余計な重力がかかってしまうことになります。

首の位置が前に5センチずれただけで大問題！　姿勢にゆがみが生じます。

首が前に出た姿勢だと、体の重心を保つため、腰の重心が後ろにいき、猫背にな

その不調の原因は「スマホ首」!?

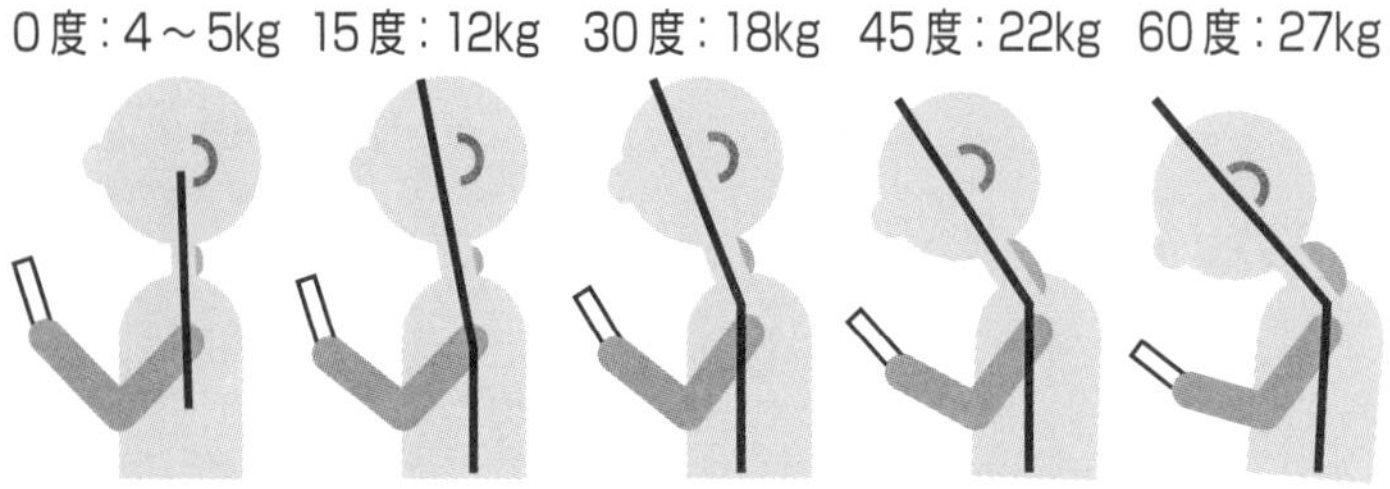

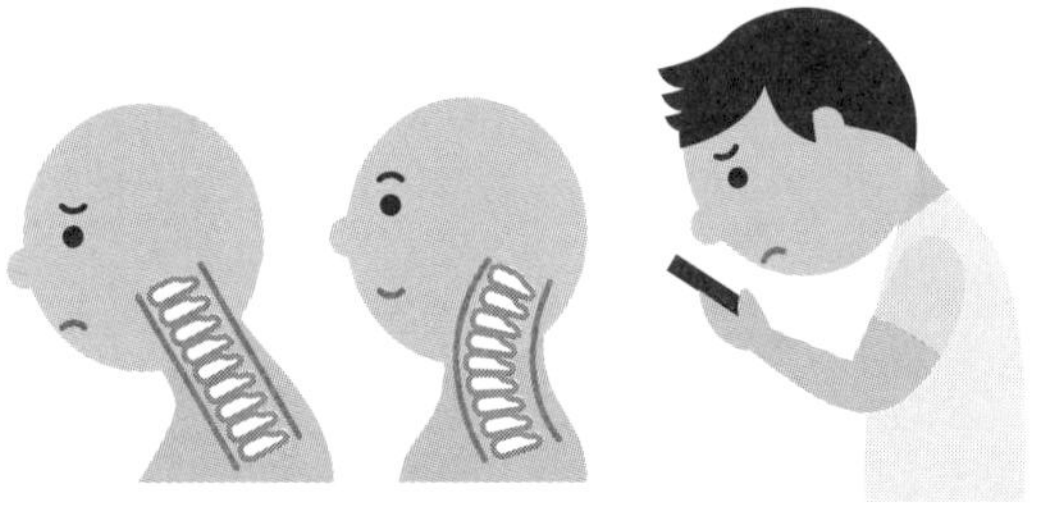

あごが前に出ると、頭の重みを首の骨に負担をかける。首の骨から体幹の骨（軸骨）がつながっているため、首の骨の位置がずれただけで、全身のアライメント（骨の配列）が崩れてしまって不調が起こる。

り、その代償として首・肩・背中・腰の痛みやこり、眼精疲労、頭痛の原因になるわけです。

顔の骨トレでは、このズレた首をリセットし、本来の正しい位置に戻すことによって、全身のだるさやしんどさといった不調を解消していきます。

さて、ここからが本題です。

本書のメソッドがほかの顔体操と違うところは、**全身の不調を生んでいた体を「首から」軸骨《じくこつ》にかけてリセットしていくこと。**

昔から、

「姿勢を正しなさい」

「姿勢が悪いと病気になるよ」

といわれますが、この姿勢のことを整形外科では「アライメント」といいます。

正確にいえば、骨・関節の配列、骨の並び方のことで、そのズレやゆがみを修正することを「アライメントを整える」という言い方をします。

先ほど挙げた「スマホ首」をはじめ、現代人の9割は同じ姿勢を長時間続けているために、アライメントが崩れて体の不調を抱えているのが現状です。

でも、全身で206個もある骨を一つ一つ整えていくわけにもいきません。

そこで**全身のアライメントを整えていくには、まず大きな骨を整えていくことが「時短」になります。**

大きな骨とは、頭蓋骨（脳）と肋骨《ろっこつ》と骨盤といった、いわゆる「体幹」部分です。命を維持するための重要な器官（脳や心臓）を守る場所。これらを「軸骨格」といいますが、軸骨を整えれば、その骨が守る臓器の機能やその周囲の筋肉、血管、神経にもよい影響をもたらすので、手早く整えられるというわけです。

そして、首の骨は体の軸骨格である背骨に影響を与える位置にあるので、この首を正すだけで背骨全体のゆがみを正すことにつながります。

その結果、眼精疲労や耳鳴り、首・肩こり、腰痛などの体の痛みはもちろん、胃腸などの内臓の働きや慢性疲労などにも効果を上げられるのです。

COLUMN

新しい「骨のトレーニングメソッド」が効く、これだけの根拠

1つ目の根拠 衝撃よりも、重心がうまく骨を刺激する

骨を強くするには、骨に衝撃を与えることが必要だといわれています。

骨密度アップのために、ジャンプやかかと落としが効果的ともいわれています。

アメリカ・ミズーリ大学のヒントン博士によると、骨粗しょう症予備軍の人たちにジャンプ運動を行った前後で骨量が増加し、血中スクレロスチン（骨量を減らす伝達物質）の量が減少したと報告されています。

実際、水泳や自転車運動をするアスリートよりも、バスケットボールやバレーボールといった跳躍アスリートのほうが骨密度が高い、といったデータもあります。

これは、**有酸素運動や筋肉トレーニングといった運動よりも、骨に衝撃を与える運動のほうが骨の強度を増す**といったことを示唆しており、筋肉を使うことだけでは骨は強くならないといったことを示しています。

骨のリモデリングから若さをつくりだすオステオカルシンの分泌促進も、総じて「衝撃」が関

連していることになります。

しかし、衝撃というほどの強い衝撃ではなく、**自重での正しい重力バランスがあったほうが有効ではないかと考え、私たちは調査しました。**

衝撃があってもその重力を受ける軸骨格に力の点で無理がかかりやすい状態であれば、期待した効果は表れにくいものです。

整形外科で、骨粗しょう症患者さんを中心に指導した骨トレでは、骨に衝撃を与える運動は逆に椎骨骨折のリスクがあると考え、**ウォーキングや自重での片足立ちといった運動刺激で骨密度を高めた実績を持っている**からです。

そこで、ポイントになるのが首と肩のポジション。

見た印象だけではなく、首と肩の位置さえ正しくすれば、上半身と連動して全身の重心位置を正しく整えられます。

15年間にわたって、私のクリニックで運動指導を行ってきましたが、姿勢（体のアライメント）を考慮せずに行った運動指導では、若返りへの劇的な効果は得られませんでした。対して、姿勢指導を行ったあとでの運動指導は、若返りに劇的な効果を得ることになりました。

詳しくは拙著『寝る前1分の壁立ちで一生歩ける！』に書きましたが、15年間の運動指導からの解が「筋肉運動による衝撃＜重心の整ったアライメント」なのです。

2つ目の根拠

頭への縫合線刺激が早く顔を若返らせる骨刺激になる

岡山大学・朝日大学の共同研究グループが2018年6月に米国の細胞組織発生学雑誌「Journal of Histochemistry & Cytochemistry」に発表した論文によると、若いラットの**頭蓋骨の縫合線を押し広げる圧を加えることで、その縫合部を埋める骨代謝が促進され、通常の骨のリモデリングサイクルよりも早い段階でオステオカルシンが発現される**と示唆されています。

ラットグループは48時間で、頭頂骨の境界に骨芽細胞と新しい類骨が観察され、骨のたんぱく質であるオステオポンチンを検出。これは、骨にメカニカルなストレスを与えることによって、骨芽細胞が影響を受けたことを示唆しています。

このことから**顔や手などの個々の骨に直接にかかる刺激・圧力は足底からの衝撃よりも部分、あるいは全身への骨代謝を上げるのに有効ではないか**と私たちは調査をし始めました。

新生児では350の骨が、成人になれば一部が癒合《ゆごう》して骨の数は全部で206になる。その癒合した縫合線部位、軸骨格の骨端線部位（関節）などへの刺激は低容量ストレスとして骨代謝とオステオカルシンを発現させることになるのではないかと考え、「頭蓋骨の縫合線への刺激を日常生活の中で高める」ことを目標に、「新しい骨形成と骨からの伝達物質供給をはかる」トレーニングを実施しました。

顔の骨刺激のみでの見た目、骨質変化　調査結果

プロローグでもふれたように、かかと落としなど骨を刺激する「骨トレ」による若返り効果はよく知られていますが、もっと顔に近い「顔の骨トレ」で若返り効果がどれだけあるのかを以下の方法で調査しました。

21歳から64歳までの男女28名（男3名、女25名）に**毎日1回、1分間、頭の縫合線に沿って刺激を行う「顔の骨トレ」を1か月間続けてもらいました。**そして、次の4つを調査しました。

① 顔の骨トレ前後での血液検査（骨形成マーカー　total P1NP、オステオカルシン、骨質マーカー　ホモシステイン）
② 調査前後の被験者の写真での見た目年齢を比較・数値化し、データ抽出
③ 同様に実年齢と見た目年齢での最大年齢差と最小年齢差をデータ化
（②、③の調査では外部からの測定人による調査を実施）
④ 25項目の問診表アンケートの数値化

顔の骨トレを検証！見た目の若返り率と骨質アップ率

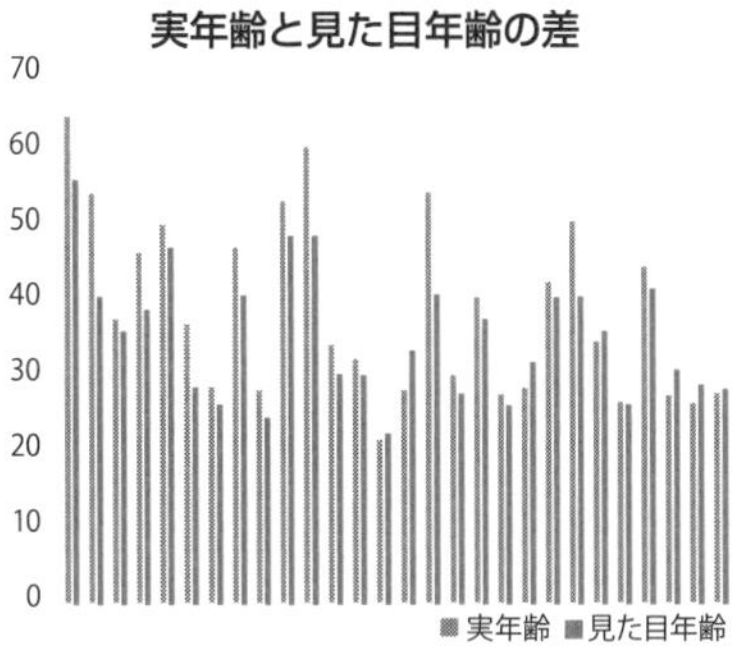

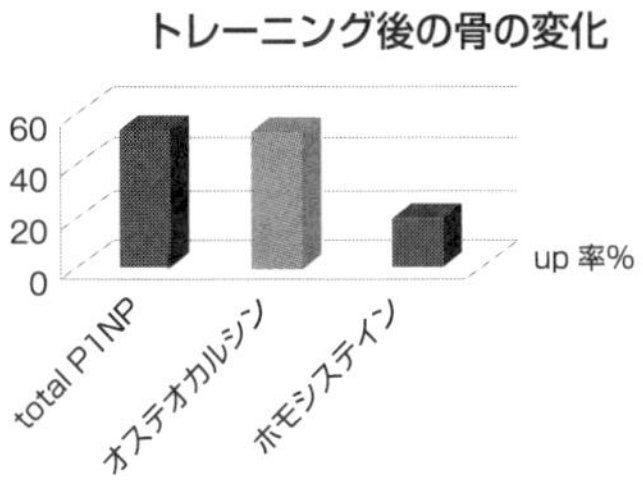

結果として骨形成マーカーであるtotal P1NPは53・4％（28人中15人）、オステオカルシンは57・1％（28人中16人）で数値の上昇を認め、両者とも顔の骨トレ実施前に比べて、平均値は実施後において上昇。

また、骨質劣化型骨粗しょう症を見つけ出すマーカーとして「血中ホモシステイン」が有用です。高値（>13nmol/ml）は骨質劣化を示唆し、「顔の骨トレ」実施後にホモシステインが高値になった例は21・4％（28人中6人）しかいませんでした。

顔の写真を「顔の骨トレ」実施前後で撮影し、その写真から7人の測定人（男5人、女2人、25歳から54歳）に「見た目年齢」を判定してもらい、その7人の平均値から、「見た目年齢」が若返ったか否かを判定。その結果、85・7％の見た目年齢が若返りが認められました。

25項目のアンケートではどの年齢層でも満足度は上昇していましたが、とくに30〜40代の満足度の点数上昇が大きかったのです。

とくに、「頭がスッキリするようになった」「むくみがなくなった」「肩こりがしにくくなった」「姿勢がよくなった」などの項目で、満足度が高かったのです。顔のたるみやハリなど美容面の満足度も高い傾向にありました。

第2章

朝1分！顔の骨トレメソッド

——年間24000人が訪れる美容クリニックが開発！驚異のアンチエイジング効果の秘密

第1章では、顔の骨が若さを司るということ、骨ホルモンの活性化で肌や脳、全身が若返る科学的メカニズムを解説しました。

この章で、いよいよ「顔の骨トレ」メソッドの全貌をお伝えします。

具体的なエクササイズをご紹介する前に、朝の忙しい時間、たった1分でできる最小限の動き、骨へのアプローチの仕方に、どんな工夫と秘密が隠されているかを解き明かしていきます。

これらを理解してから行うと、おのずと正確な動きができるようになって、効果に違いが出てくるはずです。

3の力で10の結果が出る5つの秘密

顔の骨トレを実践してくださった方が、みなさん一様に驚かれるのが、

「えっ、こんなゆるい力でいいんだ！」

「たった1分続けていただけで、これだけ変わるなんて！」

ということ。

たしかに、第1章でふれたように、**骨の老化を防ぐには「骨への衝撃」が必要だというのが従来の常識でした。**そのため、強い力や負荷を骨に与えないと効かないと思われるのも無理はありません。

では、顔の骨トレは、なぜ少ない力で大きな変化を起こすことが可能なのでしょうか。

その秘密を、次の5つにまとめました。

①「テコの原理」を利用した運動

みなさんは「テコの原理」を覚えていますか。

小さな力で重いものを動かすときに使える方法です。この原理を使った道具に、ハサミ、くぎ抜き（バール）、栓抜き、ペンチなどがあります。

顔の骨トレは、このテコの原理を利用して、頭蓋骨にアプローチしていきます。

たとえば36ページのように、後ろ手で両手を組み、刺激したい骨のところに親指を置き、ひじを開いたり閉じたりする運動をするのですが、テコの原理でいえば、頭を支えている親指が「支点」、ひじをパタパタ動かす力が「力点」、刺激している骨が「作用点」。とくに力を入れずに、ひじを動かすだけで、頭蓋骨の骨や縫合に効率よく圧を与えることができるのです。

こうした手法を使わずに、直接、首や頭蓋骨に強い力をかけると、血管や神経へのダメージを与えるリスクがあります。

テコの原理を用いた弱めの力なら、誰もが安全に効率よく骨に圧をかけられるわけです。首の骨や脳といった神経や血管が豊富で扱いが繊細なところへも安心して行えます。

もう一つのポイントは、**深層に位置する骨の代謝を活性化させる適度な負荷を与えることができるということです**（ちなみに、この適度な負荷のことを「低容量ストレス」といい、反対に体に悪影響を起こすストレスのことを「高容量ストレス」といいます）。**頭蓋骨にこの低容量ストレスを加えることで、副腎髄質《ふくじんずいしつ》からノルアドレナリンが合成され、脳内の海馬、大脳皮質、中脳に分泌され、活性化される**というメカニズムとなります。

あとで述べるようにノルアドレナリンは交感神経系で、過度に分泌されるとマイナスですが、適度な分泌で元気で快活、情動も安定します。

もちろん、軽く・簡単・心地よいので毎朝やりたくなりますし、これを行うことでストレスに耐性がある体をつくることができます。

②首の骨リセットで一石三鳥効果

「スマホなどの使いすぎでいつも首が前に出た姿勢をとっていると、首に負担をかける」弊害については前述しました。

顔の骨トレには、首のポジションを修正する運動が組みこまれています。

この首のリセットが、

・姿勢をよくする
・血流をよくする
・細胞をデトックス（解毒）

という一石三鳥の効果となります。

まず、首に過度な負荷がかかると、首の骨や筋肉内の血管にも悪影響。とくに首には脳に血液を送る頸動脈がありますので、ここが圧迫されると脳への血液供給が不足し、脳の組織や神経に栄養不足を起こしてしまいます。

また、首の圧迫で血流が悪くなると体内の老廃物が静脈《じょうみゃく》やリンパ管にうまく排出されなくなります。細胞が老廃物をデトックスできずに〝便秘状態〟になり、代謝機能が低下してパワーダウンしたり、老化細胞に変異する一因にもなります。

細胞が便秘状態だとコレステロールやバクテリア、白血球などの死骸が細胞内にたまってしまうので、全身のエネルギー産生や新陳代謝が低下します。

そうなると、約37兆個の細胞で構成されている私たちの体のうち、頭だけでも単純計算で10分の1、つまり3兆個もの細胞が代謝不全になったら、しんどさが抜けなくなってしまうのも当然ではないでしょうか。

もう一つ、姿勢が悪くなれば、脊髄の神経の伝達も悪くなります。

というのも、血流が悪くなると神経も栄養失調となり、微細な炎症ストレスとしてダメージを蓄積することになるからです。

朝1分、姿勢を正し、正しい位置に首を置くだけで、朝の全身の重だるさやしんどさといったものが全く変わってきます。

③頭蓋骨のつなぎ目を刺激する

顔の骨トレでは、主に8つの骨（前頭骨・頭頂骨・側頭骨・後頭骨・頬骨・鼻骨・上顎骨・下顎骨）で構成された頭蓋骨の骨と骨のつなぎ目に圧をかけます。

つなぎ目のことを「縫合線」といいますが、実は、脳の縫合線への刺激が若さの伝達物質オステオカルシンを「うまく・早く・易く」出す秘訣なのです。

最近の研究で、**骨形成は、骨の縫合線を開けるような圧を与えると、その圧電効果（ピエゾ電位）で骨にマイナスの微弱な電気が発生し、それにより骨がつくられやすくなり、通常よりも早い時期にオステオカルシンが産出される**と報告されています。

頭蓋骨の縫合線は、日常で意識的に刺激を与えない場所ですが、実は、神経や血管が非常に多く通っています。

この縫合線に刺激を与えることで若さをつくるオステオカルシンが通常よりも早く産生

されます。そして、血流にのって若返りのメッセージを全身に伝達することで、体の機能が回復するわけです。

さらに、全身に張りめぐらされた神経の中枢にあるのは、ご存じの通り、脳。**頭蓋骨の縫合線への刺激は血流を活性化し、中枢神経系や自律神経系に素早く伝達物質を届ける、つまり、最終的に、神経伝達の反応スピードを上げる**元になります。

こうした運動は骨の代謝をよくするので骨がつくられやすくなり、加齢による反射神経や運動機能の低下といった問題によい影響を引き起こせるのではないか、と考えています。

頭蓋骨で守られている脳は、簡単にいうと上下2層に分かれています。

下の層が、脊髄から続く延髄・橋《きょう》・中脳。生命活動を維持するための原始的な脳です。

原始的な脳の上の層には、本能的な行動や感情を司る動物的な脳。さらに上層にあるのは進化した高度な知的脳です。

下層は主に自律神経に関与するエリアです。

呼吸・血液循環・体温調節・消化吸収などの自律神経系と、内分泌系（ホルモン）の働きが衰えると、体調面でも気力の面でもしんどさを感じることになります。

ところが、**上層と下層の脳幹が連動しやすい**ことから、下層は上層でコントロールできるのです。

上層にある大脳辺縁系《だいのうへんえんけい》の扁桃体《へんとうたい》で「気持ちいい」と感じれば、下層の脳幹と連携することで、自律神経や内分泌系の働きをぐっと上げてくれます。

つまり、**縫合線への刺激が血流や神経伝達を上げるワンアクションとなり、やる気を上げる始動ボタンとなるのです。**

頭蓋骨への刺激→脳が喜ぶ→気力がわく

アクティブな好循環のサークルを回せるスイッチが、頭蓋骨にあるのです。

医学の父・ヒポクラテスも「心は脳に在る」と述べています。

意欲ややる気といった前向きな心をつくるカギは、実は頭蓋骨にあったのです。

④あごの関節のポジションを上げる

顔の骨トレでは、あごの骨を上げ戻していく運動をします。

頭蓋骨の中で唯一動かすことができる顎関節《がくかんせつ》。

この顎関節でものを食べたり、話をしたりと様々な動作を行います。

本来、あごの関節はその外側にある関節包《かんせつほう》という頑丈な膜で覆われており、その関節包の外側はさらに強くて弾力性のある靭帯《じんたい》で、しっかり固定されています。

ところが、実は加齢により顎関節を固定する力が落ち、位置を徐々に下方にずらしてしまいます。

顎関節が下がることで、目の下から頬骨周辺に存在する三角形の支持脂肪が落ちます。これがゴルゴライン（目の下の線）やほうれい線やマリオネットライン（口の両端の縦線）といった影や輪郭ができ、老《ふ》け顔になってしまうのです。

顎関節の骨に刺激を与えることで靭帯の支持弾力も回復し、元の長さに戻すことにつながります。そして、**あごの骨を正しい位置に上げ戻していくことで、フェイスラインや顔**

の大きさにも変化を起こせるのです。

あごの骨に刺激を与えるといっても、歯でカチカチとあごをかみ合わせる軽めの刺激です。こんな刺激でも骨細胞は「骨をつくれ」という指示を出して骨代謝がアップします。

また、**歯でカチカチと鳴らすようにあごを動かすと、脳神経の一つである「迷走神経」が活性化され、全身の疲労感や不調を改善へと導きます。**

迷走神経は、肺や心臓、大腸など様々な臓器を司り、生命活動の維持に大きな役割をもたらします。

顔が解剖学上で「内臓頭蓋」と呼ばれるゆえんがここです。

「歯をカチカチかみ合わせる」という動きは、**「血流のポンプ作用」となり、脳の血流をよくする効果もあります。**

脳で使われた血液は静脈を通って心臓に戻るのですが、かむ機能（咀嚼筋《そしゃくきん》）が衰えると下あごの近くにある静脈叢《じょうみゃくそう》（翼突筋静脈叢《よくとつじょうみゃくそう》）で血流が滞りやすくなります。

その結果、頭部がうっ血し、脳神経を圧迫して頭痛やめまい、耳鳴りを起こしたり、全身の血流バランスが悪くなったりします。

そこで顔の骨トレのかむ運動を利用して、こうした〝血流の滞り〟をポンプ作用で解消するのです。

不安や緊張、プレッシャーなどの精神症状も、意外にも「あご」が関係している可能性があります。

朝起きたときに、あごにこわばりや違和感を感じたり、口が開きにくい場合は、睡眠中に食いしばりや、かみしめ（ブラキシズム）をしているかもしれません。

顔の骨トレの「歯をカチカチする」動きで、あごの骨から精神的・肉体的ストレスをなくすことにもなります。

12歳以上の日本人の半数が何らかの悩みやストレスを感じているといいます（平成28年度・国民生活基礎調査より）。

ストレスはためこまないよう、気分転換のつもりで朝時間の「あごカチ」を試してみてください。

⑤呼吸法とゆらしの3Dエネルギーを生む動き

顔の骨トレでは、「呼吸法」も大切な要素です。

呼吸で取り入れる酸素が代謝や免疫力を高めます。

浅い呼吸をしていると、肺活量が減って呼吸器官や胸郭の骨も弱ってくるからです。

すべての動きの中で、「息を吸いながら頭を後ろにそらし、息を吐きながら頭を元に戻す」のが基本です（34ページイラスト参照）。

呼吸に合わせて頭を前後に大きく動かすことにより、円弧を描く力学的なエネルギーで、手技の効果を相乗的に高めます。頭蓋骨をさわるテコの手技での横方向の力と、頭を動かすときに生じる縦方向の力、それに加えて骨の深部へと届く力。この縦・横・奥の「３Ｄ」のエネルギーが骨を新生、再生する力を生みます。

さらにリラックス効果を高めたい人は、アメリカのアンドルー・ワイル博士が提唱する

「4―7―8呼吸法」を同時に取り入れるのも有効です。

4秒数えながら鼻から息を吸い、7秒息を止め、8秒数えながら息を吐く。これだけです。

緊張しているときやプレッシャーを感じているときに効果的。脳波がα《アルファ》波に変化するため、意識的にリラックスした状態をつくり出すことができます。

腹式呼吸による大きな肋骨の動きは骨刺激を活性させるので、さらに健康な体と強い骨を手に入れられます。


以上が、3の力で10の結果が出る顔の骨トレの秘密です。

たった1分の朝の習慣である顔の骨トレが、みなさんのその日一日をご機嫌にしてくれます。脳がラクだと感じる簡単な動きです。そして、脳が気持ちよいと感じるからモチベーションを保つことができるはずです。

短期で行えば、体がみるみる若返り、長期に継続すれば、健康の土台である骨が10年後ばかりか、20年後、30年後もずっと維持された若さを保つ運動となりうるのです。

「3つの顔のライン」を改善するしくみ

顔の骨トレは、次の3つの頭蓋骨ラインを手でさわって刺激するだけの簡単メソッド。

たてライン…首の後ろ↓後頭部↓頭頂部↓前頭部↓鼻↓顔前面にかけての縦断ライン
よこライン…鼻↓頬骨↓耳の後ろにかけての横断ライン
あごライン…あごの横ライン

それぞれの顔のラインを改善するしくみを紹介します。

たてライン（後ろ）　固まった首の骨をリセットする

顔の骨トレは頭蓋骨を支える「首の骨」からスタートします。

首の骨リセットで「自律神経」を整える

首のコリが原因で自律神経失調症になる人はたくさんいます。

首は体全体の調子を左右する自律神経と密接に関係しているからです。

よく知られているように、自律神経には交感神経と副交感神経の2つがあります。

交感神経は心と体に「アクセル」をかける神経です。交感神経が働くと血管は収縮し、筋肉は緊張して戦闘モードになります。

一方、副交感神経は「ブレーキ」をかける神経。交感神経の働きとは反対に、緊張がなくなり、リラックスモードになります。

仕事のプレッシャーや緊張を感じやすい場面では、交感神経が優位となります。過度になりすぎると、末梢の血管が収縮し、全身の筋肉の血管内の老廃物や乳酸の流れが滞ってしまい、筋繊維が緊張するので首がこってくるわけです。

「副交感神経系幹」と呼ばれる副交感神経が集中する部分は脳幹の橋・延髄周辺にあるため、顔の骨トレで、副交感神経を活動させ、交感神経が優位になりがちな日中の自律神経のバランスを整えることができます。

首の骨リセットで「背骨」を整える

首の骨は、体の軸骨格（体幹の骨）である背骨に影響を与える位置にあるので、**首を正すと背骨全体のゆがみを正すことにもつながります。**

脳から背骨の中を通っている太い神経を「脊髄」といいますが、脊髄は全身の調子を守るハブコンピューター。いわば脳と体の部位を結ぶ主要な情報伝達経路です。

そこから62本の末梢神経が全身の神経・骨・関節・血管・内臓にくまなく行き届き、運動や感覚の情報を届けています。また、末梢神経には自律神経も含まれています。

顔の骨トレで、首の骨と血管をしなやかにゆるめることで、神経からくる肩こりや頭痛、倦怠感が取れてきます。自律神経の連携や調整で内臓の働きがよくなる、休息できる、よく眠れるなど全身の不調を改善することにつながるのです。

前にも述べたように、本来は、鎖骨のラインより前にあごが出ない位置で頭を支えるのが正しい首の位置です。ところが、実は90％の人は意識しなければ、あごが前に突き出る姿勢。

この首の位置がずれた姿勢は脊髄に大きな負担となり、自律神経の伝達や血流を邪魔してしまいます。

骨の中や筋肉の中、内臓や皮下組織や皮膚の真皮など体中のあちこちで血流がせき止められ（小血管障害）、血管に小さな炎症を引き起こします。

これは自覚できないほど小さな炎症ですが、酸化ストレス・糖化ストレス・神経ストレスとなって体内の老化が促進されるのです。

顔の骨トレでは、この大事な背骨の軸骨格のずれを首から直していきます。

「首を強くもむ」はNG

顔の骨トレでは、首を強い力で押したりもんだりはしません。

首こりがあると、つい首を強くもんだりマッサージしたくなりますが、これは逆効果。

首の中は、先に述べたように、血管や神経が張り巡らされた繊細な場所です。自律神経のバランスを乱したり、頸動脈などの血管に障害が起きるリスクも指摘されています。

また、首に強い圧でマッサージといった「高容量ストレス」を与えた場合、交感神経が優位な状態になり、心拍を上げるなど、より多くのエネルギーを使うために、体が疲れやすくなります。病気を生む危険もあります。

顔の骨トレでは、**頸椎の位置をリセットする指の位置で頸椎そのものに力をかけない**のがコツ。ひじを左右に開く動きによって、首の組織や血管、自律神経へのソフトな刺激を与え、**固まっていた首の頸動脈や組織をゆるめて開放します。**

加えて、首を上下に振るという動きと頸椎の位置をリセットする指のポジションの３Ｄで、脳から仙骨《せんこつ》までを循環する脳脊髄液の循環機能を整えます。

脳脊髄液は、脳を衝撃から守る脳室を満たすリンパ液のような無色透明な液体で、神経からの老廃物を体外にデトックスする役割をもちます。

首の骨リセットで「ホルモン」を整える

首を正しい位置に戻せば、首から自然に姿勢がよくなることは前述しました。

首が正しい位置に戻るだけで自然と肩甲骨《けんこうこつ》が後ろに引け、胸は上がり、僧帽筋がゆるみ、フェイスラインもきゅっと上がります。

肩甲骨は骨盤とも連動しますので、**首を整えたら自然に骨盤の向きも整います。**

すると骨盤内の血流や血行がよくなって、女性なら卵巣機能、男性なら精巣機能が高ま

たてライン（後ろ）

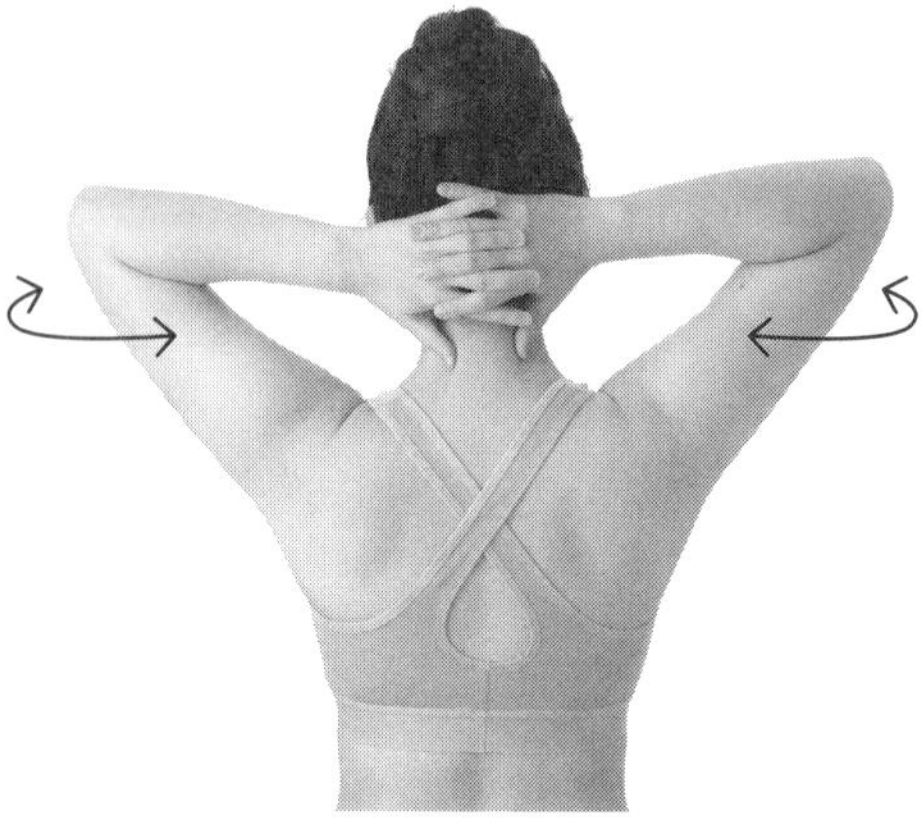

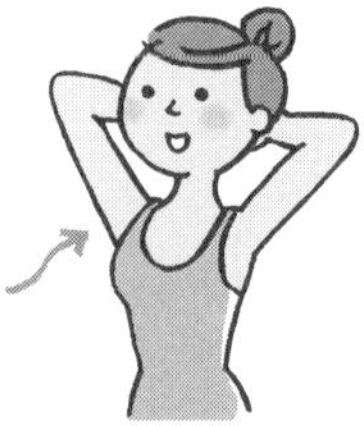

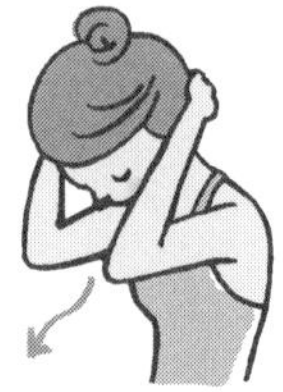

りホルモンバランスも整うというわけです。**女性ホルモンのエストロゲンが活性化され、骨や肌のコラーゲンも維持できる**ことにつながります。

〈やり方〉

❶ひざ裏を伸ばした状態でお腹と胸を引き上げ、姿勢を整えます。

❷両手を組んで首の後ろにまわし、親指で頸骨をはさみます。指には力を入れません。

❸頭を後ろにそらし、息を吸いながらひじを開きパタパタ動かします（3回）。

❹頭を元に戻しながら、息を吐き、ひじを耳につけるように閉じパタパタ動かします（3回）。

❺首の頸骨を1センチずつ上にずらして、そ

大きな誌面で見やすい! 役立つ!

A5判ほか話題の書

- 宇宙から「答え」をもらう **シンボリック占い** パッとめくると大切なメッセージが! 永久保存版・プチ鑑定本 佳川奈未 1852円
- シルエットが生まれ変わる! **寝トレ1分ダイエット** 寝ながら・簡単・効果バツグンの5ポーズを大公開! 山本知子 1200円
- この組み合わせで健康効果アップ! **「サバ薬膳」簡単レシピ** 話題の健康食材「サバ」の効果をもっと高める食べ方があった! 池田陽子 1500円
- アンチエイジ・インスパ **たるまない体は下半身でつくる** 女性の劣化を防ぐ、たった2つのエクササイズで筋肉が目覚める! Micaco 1400円
- [A6判変型] **ハッピーバースデー! シャンシャン** 上野動物園のパンダ「シャンシャン」のとびきりカワイイ16枚を厳選! 青春出版社【編】 1000円
- [A6判変型] **シャンシャンの夏休み ～夏の思い出ポストカードブック～** 1歳になったシャンシャンの、とびきりカワイイ夏姿16枚を厳選! 青春出版社【編】 1000円
- [A6判変型] **シャンシャンの冬** ポストカード&シールブック 大人気ブログ「毎日パンダ」の秘蔵写真が満載♪ 高氏貴博【写真提供】 1000円
- [A6判変型] **春いろシャンシャン** ポストカードブック 大好評シリーズ第4弾はシャンシャンのベストショット集! 高氏貴博【写真提供】 1000円
- [A6判変型] **ありがとうシャンシャン** ポストカードブック【スマイルセレクション】 2歳のお誕生日をむかえたシャンシャンのポストカードブック第5弾♪ 高氏貴博【写真提供】 1000円
- [B6判変型] **その愛を知るためにあなたは生まれてきました** 3万人が感動した「魂の医師」からの心が満たされるメッセージ 越智啓子 1100円
- **10歳までに身につけたい 子どもが一生困らないお金のルール** 学校では教わらない、親子で金融リテラシーの基礎が学べる一冊! 三浦康司 1380円
- **「塩少々」をやめると料理はうまくなる** 料理の常識は間違いだらけ!? 塩加減・火加減・切り方がわかる34レシピ! 水島弘史 1300円
- [B6判変型] **日本人の9割がやっている 残念なマナー** 人付き合いやビジネス、言葉遣いなど、今どきの新マナーが満載の一冊。 話題の達人倶楽部【編】 1200円
- [B5判並製] **1日1回! 大人と子どもの目がよくなるすごいクイズ** クイズを楽しみながら、目も良くなる画期的な視力回復本! 若桜木虔 1300円
- [B5判変型] **もっときれいに撮れる! スマホで旅行写真 コツと裏ワザ** スマホカメラでプロ並みの写真が撮れるコツと裏ワザを大公開! 庄子利男 1410円
- [A5判変型] **「おやすみなさい」の前に、ほんの1分 心やすまる絶景ポエム** ひらくだけで、人生が好転していく! 厳選50「癒しのことば」×「美の風景」 Good Night Books【編】 1600円

●2万人をケアしてきた美容家の究極のハンドケア

「美しい手」がすべてを引き寄せる

色白、つや、ハリ、透明感…ベストな肌をつくる徹底7日間プログラム

日本ハンドビューティー協会代表理事
加藤由利子

四六判 1300円+税

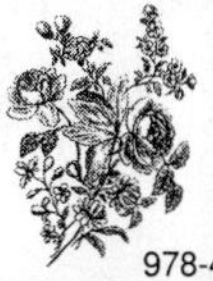

978-4-413-23128-2

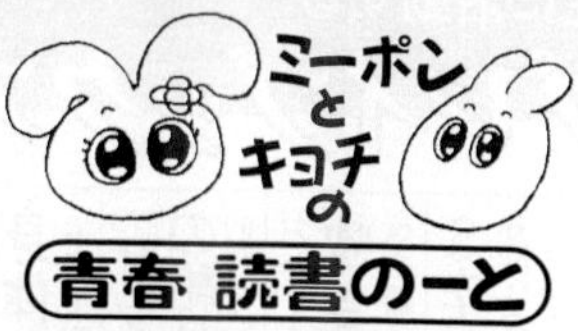

第106回「美しくないと…」の巻

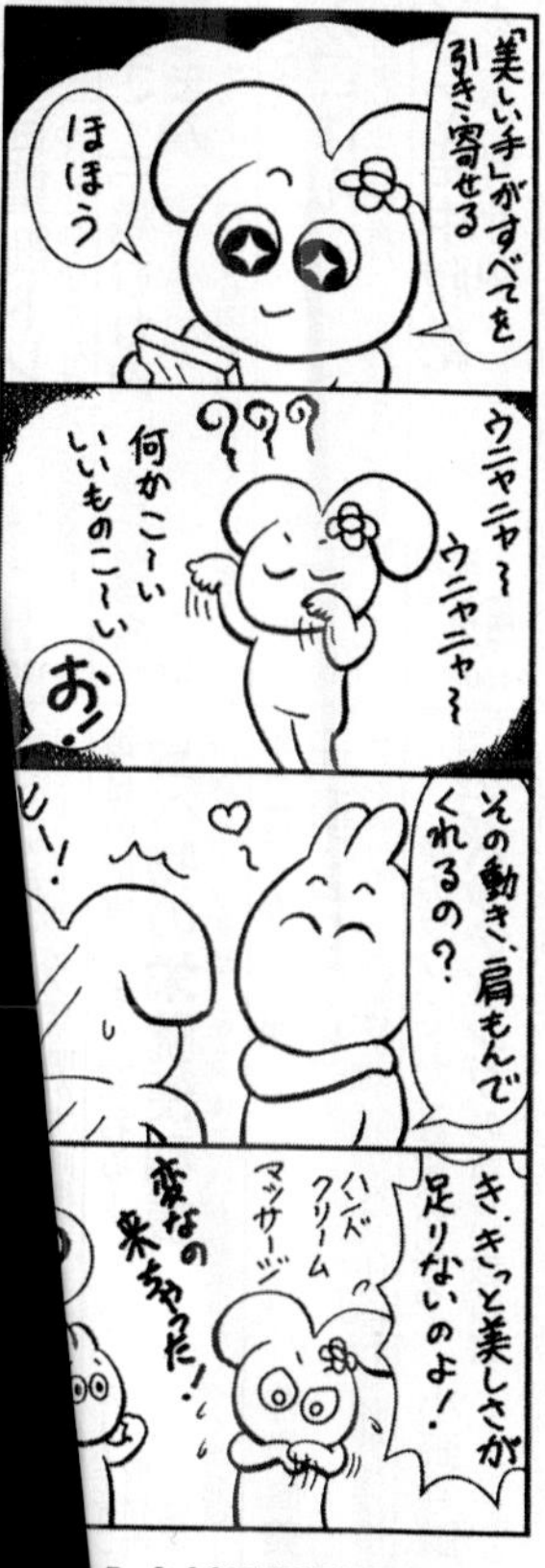

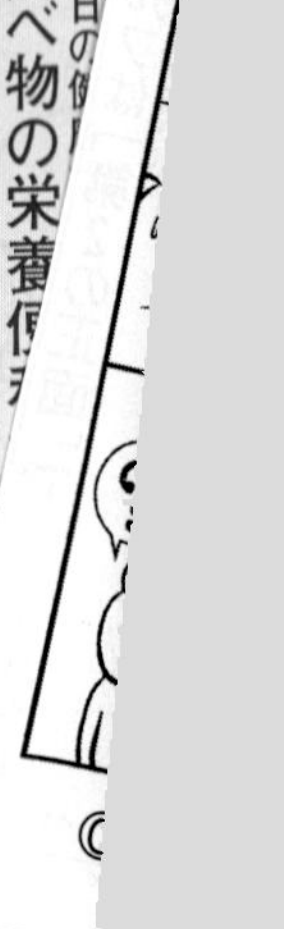

れぞれ3回×4か所、同様に行います。

呼吸をゆっくり意識しても、30秒～1分でできるエクササイズです。

たてライン（前）

骨刺激で骨代謝アップ！若返りホルモンを分泌させる

次に、頭蓋骨の後ろから前への「縦断ライン」です。

首のラインを刺激したあと、

後頭部↓頭頂部↓前頭部↓側頭部↓鼻筋……

というように、頭蓋骨の背面から前面（顔）へと縦に刺激する場所を移動していきます。

後頭部は骨の隆起に沿って、下から上に頭頂まで上っていきます。

前面（顔）の骨への刺激は、一見、従来の顔の筋トレや顔筋マッサージに似ていると思われるかもしれません。

しかし、今まで述べてきたように、骨は筋肉とは別の衰え方をするため、筋肉への運動刺激とはまったく違う運動の仕方が必要です。

では、骨から若返り物質オステオカルシンを出すには、どのような運動の仕方をすればいいのか――。

オステオカルシンは、適度な負荷がかかる連続した動きがスイッチになって骨から産生されます。

具体的な動きはこの後で紹介しますが、今もあなたの体の中のどこかで古い骨をスクラップにして、新しい骨をビルドする工事が行われています。

その工事監督の「骨細胞」は、全身の２０６個の骨を骨細胞同士で突起を伸ばし、骨細胞同士や骨芽細胞とのネットワークでしっかり連結して骨の量を適切にするよう管理を行います。骨細胞は、活動的な体には骨をつくらせる必要があると、不要になった骨を破骨細胞に壊させ、新たな骨を骨芽細胞につくらせます。

そして、この骨のリフォーム工事の最終工程に、若返りを応援する伝達物質オステオカルシンが産生されます。

先にも書いたように、頭蓋骨の縫合線を広げる動きでより早くオステオカルシンを産生させ、産生されるスポットが脳に近いというのもポイント。

頭蓋骨は、頭の部分を「神経頭蓋（脳頭蓋）」、顔の部分を「内臓頭蓋（顔面頭蓋）」と呼ばれるように、**神経と内臓の司令塔である脳の家**でもあります。

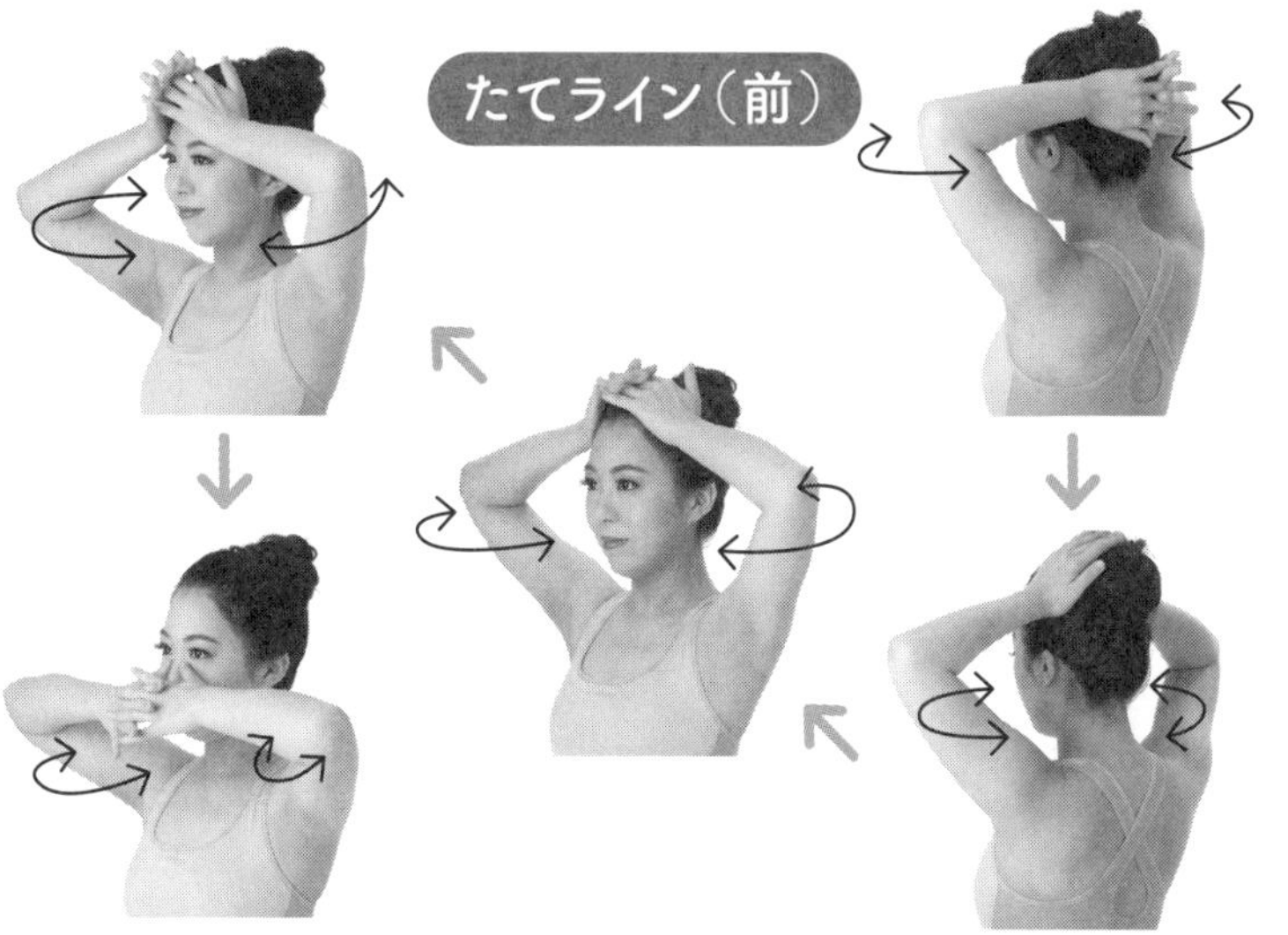

そのため、この運動は、頭蓋骨の骨代謝を活性化して顔の若返りに働きかけるだけでなく、**脳を活性化して、自律神経や内臓、血管の働きをよくして、若々しい脳と体をつくる**ことにも役立つのです。

〈やり方〉

❻（首からの続き）頭の後ろで両手を組んだ手を、うなじの生え際あたりの後頭部の骨の出っ張りに沿って手根骨《しゅこんこつ》（小指球〜母指球）を当て、

❼頭を後ろにそらし、息を吸いながらひじを開きます。

❽頭を元に戻しながら息を吐き、ひじを閉じます。

❾ 後頭部の骨の出っ張り（後頭隆起）に沿って、手の位置を3センチずつ頭頂部に向けて移動させ、同様にライン上で同様に❼❽を行います（4ポイント×3回目安）。

❿ 頭頂部の骨の上で、手の手根骨全体を使って同様に❼❽を行います。

⓫ 頭頂骨で組んでいた手をゆるめて下におろし、前頭部のへこみ（おでこの髪の生え際）に移動。手根骨を使って同様に❼❽を行います。

⓬ その手をさらに下のポイント、側頭部のへこみ（こめかみ上の髪の生え際）に手根骨を置いて同様に❼❽を行います。

⓭ 組んだ手のまま親指を下にし、目頭に親指を置き、

⓮ 頭を後ろにそらし、息を吸いながらひじを開きます。

⓯ 頭を元に戻しながら息を吐き、ひじを閉じます（ひじを開いて閉じるを3回）。

⓰ 親指を1センチずらして、鼻先まで4か所、同様に3回ずつ行います。

後頭部から顔に向けて頭蓋骨を縦断します。
骨を意識しながら、骨を下から上に押し上げる動きです。

よこライン　顔の屋台骨を増量させて、しわやたるみを消す

よこラインは、目頭の骨→鼻骨→ほお骨→耳の後ろを結ぶ「頭蓋骨横断ライン」です。しわやたるみが最も気になるラインです。

第1章で述べたように、肌に表れたしわやたるみといった老化現象の根本原因は、顔の骨の減少。

とくに、眼窩（眼球が入る穴）が広がることで目のくぼみ、目の下にしわやたるみが起こり、あごの骨量の減少でほうれい線やマリオネットラインの原因になっているというお話をしました。

顔の屋台骨にこうした変化が起こると、骨の上に乗っている筋膜も皮下脂肪もずるっと落ちて、顔の容貌は土台から変化してしまいます。

そこで、アプローチしたいのが、顔面頭蓋の縫合線（骨と骨のつなぎ目）の部分。

ここを刺激し、骨細胞から骨形成を促し、顔面の屋台骨を増量させる作戦です。

顔の縫合線がどこにあるかを一部紹介すると、上あごは左右の頬骨《きょうこつ》とつながり縫合し、眼窩の下とも縫合しています。

そこで、顔のほぼ水平に弓状にある頬骨の出っ張り部分の縫合線を押し広げる運動刺激を与えることによって、周囲の骨の代謝を高め、骨の中の血流を改善して内側から若返りを図るわけです。

この顔の中心となる上あごラインへのアプローチは、目からほおまでの老けラインに効果的です。

当院では、ほおの下がりや目の下のたるみやゴルゴラインといったしわやたるみを対象に効果を調査中です。「顔指数」といって、顔の長さ÷頬骨弓《きょうこつきゅう》で顔の大きさの変化を数値化して調べています。

ちなみに、上あごは顔の中心となり、頬骨の弓上のラインから下は「内臓頭蓋」ともいわれ、鼻や口といった内臓に関係する器官というだけでなく、多くの神経がこの位置から脳幹や脊髄《せきずい》にまでつながっているのもポイントです。

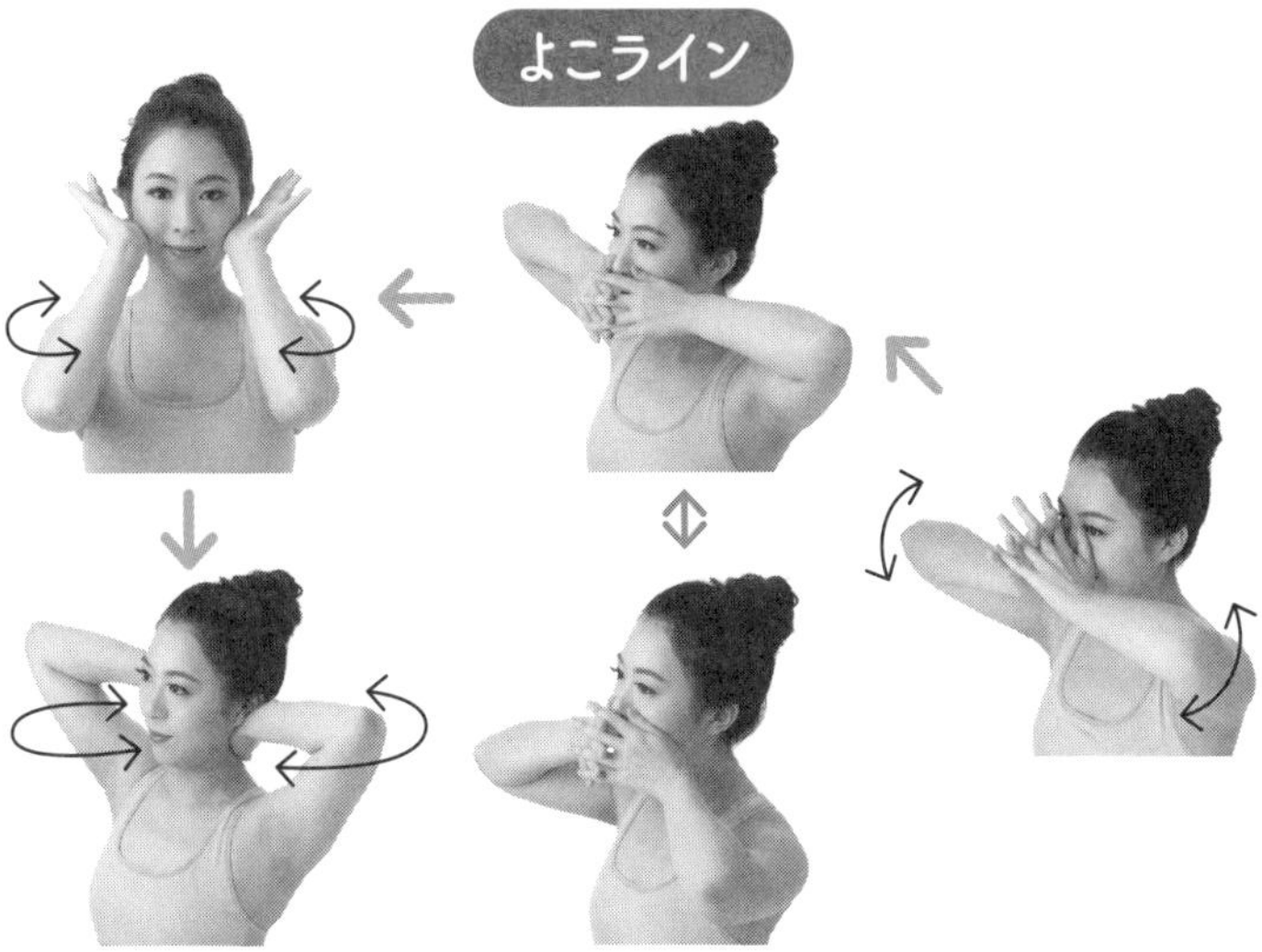

〈やり方〉

両目頭の下に親指先から母指球を鼻に沿わせて当て、上部で手を組むところからスタート。

❶小鼻横の頬骨のすぐ下に母指球を密着させ、母指球を使って頬骨を上に持ち上げます。

❷頭を後ろにそらし、ひじを閉じながら、ゆっくり息を吸います。

❸頭を元に戻しながら息を吐き、ひじを開きます。これを3回繰り返してください。

❹位置を顔の外側（横方向）に1センチずらし、（同様に頬骨を下から持ち上げて、❶❷❸と同様の動きを行います。

❺❹の位置で上部に組んだ手をほどき、手のひらを上に向けます。同じく頬骨を母指球

で上に持ち上げます。

❻頭を後ろにそらし、息を吸いながらひじを開きます。

❼頭を元に戻しながら、息を吐き、ひじを閉じる。これを3回繰り返します。

❽位置を1センチずらし（耳の前の位置）、頬骨底に母指球を密着させます。同様に頬骨を下から持ち上げて、❶❷❸と同様の動きを行います。

❾両耳の後ろにある骨に、それぞれの手の母指球を当てて密着させます。両手を組んで（後頭部で手を組んだ形になる）、耳の骨も頬骨同様に持ち上げて、❶❷❸と同様の動きを行います。

骨を持ち上げる動きは、皮膚を引っ張らないように気をつけてください。

あごライン　下あごの位置を上げて小顔にする

あごラインはあご下のラインです。

２０１１年のアメリカの美容学会における研究では、顔のあごの骨量が最も大きく減る報告がありました。あごの骨の減少率を骨盤などと比較した場合、20％強早く減少し、これを計算すると、顔は体よりも15年早く減少することになります。

あごの骨量が減ったら、あごの形のシャープさが失われ、輪郭がぼんやりしてきます。とくに、下あごの骨（おとがい）が減少し、あごの長さ（下唇からあご先までの長さ）が短くなるので顔の印象が変わってきます。

それに伴って土台を失った皮下組織は行き場を失い、二重あごやマリオネットラインのようなしわやたるみになり、同時に重力で頬の位置が下がり、メーラーファットやバッカルファット（ブルドッグのように下がったほお）を助長します。

あごの骨を失うことで、口まわりやあごまわりにしわや脂肪の塊の凸凹もつくることになります。ペリカンライン（ペリカンのように、たるんだあご下のたるみ）といって、あごと首が一体化する形状に見えます。

あごの骨に効果的に刺激を与えるには、意外に思われるかもしれませんが、**下あごを動かして「かむ動き」**が有効です。

私たちが食べ物をかんで食べることができるのは、下あごが動くから。

上あごは頭蓋骨についているために動きませんが、下あごは「顎関節」で上あごにぶら下がる形でつながっているからなのです。

「生きることは食べること」ともいわれるように、かむ力は重要な生命の源。かむことで顔まわりの骨が鍛えられ、脳内の血流がよくなります。

子どものころ「よくかんで食べなさい」と言われていたのは、かむという行為そのものが、あごの骨を丈夫にすることを人は長年の経験でわかっていたからです。

そこで、あごからエラの後ろ（顎関節）までのあごまわりの骨（下顎骨）に、かむ動きを組み込んだ運動で、直接刺激を与えていきます。

効果としては、

・骨代謝を上げる
・若返り伝達物質の産生
・唾液線がよく働く
・脳に流れる血流を増やす

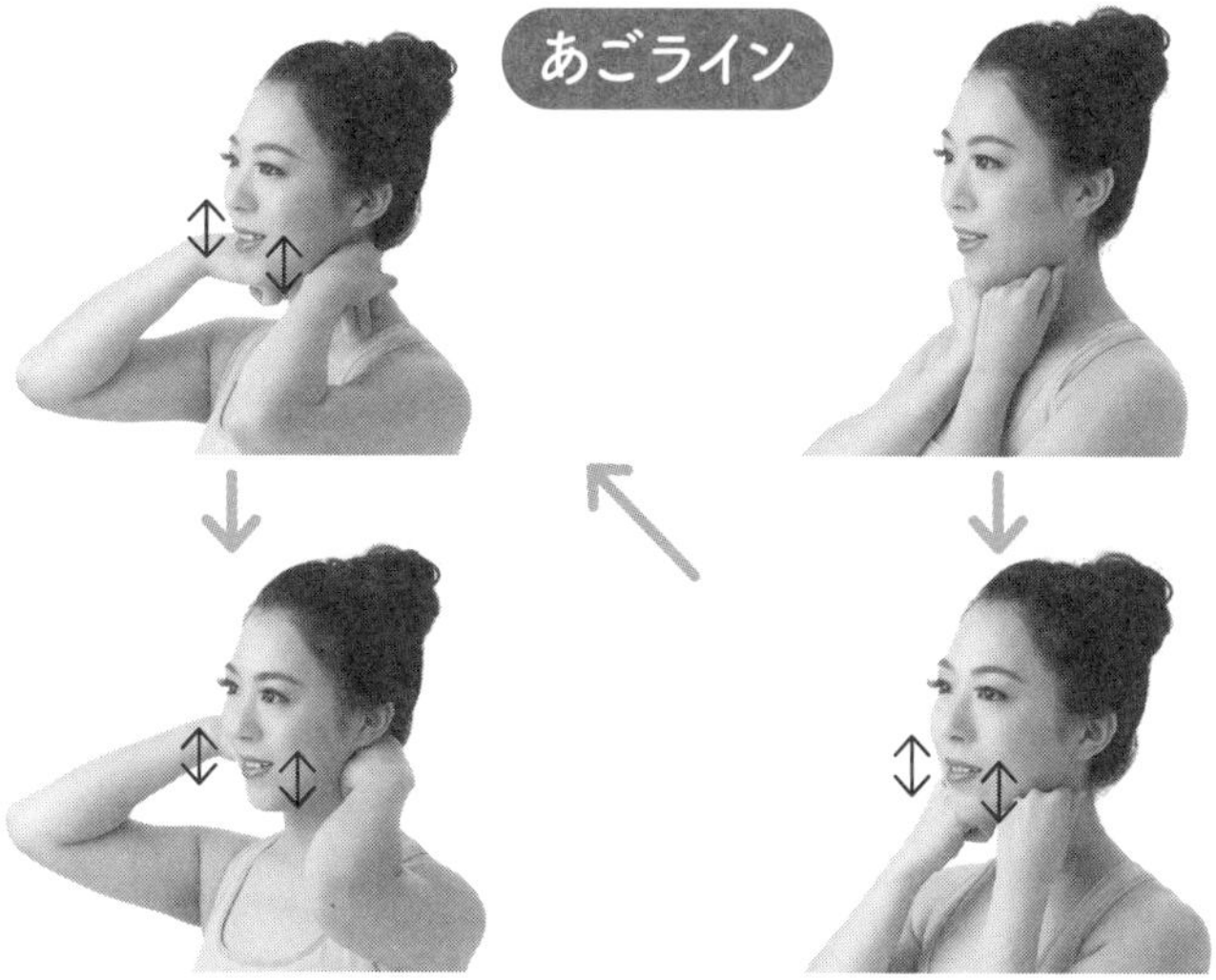

・あごの筋肉（咀嚼筋）に連動して首や背中・胸の筋肉も整える

人が食べ物をかみ砕く力は50キロともいわれていますが、体操で左右一緒にバランスよくかむ動きなので、あごの骨にバランスよくソフトな負荷を与えられます。

この下あごの動きで、フェイスラインの崩れに歯止めをかけましょう！

〈やり方〉

❶お腹と胸の位置を上げ、首のポジションを整えて目線を上げます。

握りこぶしをつくって、手の第一関節と第二関節を鍵のように曲げて、あごの中央に当てます。場所はあごの奥2センチの位置に密着させます。

❷あごの下ににぎりこぶしを置いたまま、息を吸いながら頭を後ろにそらし、息を吐きながら頭を元に戻します。そのとき、あごの下に置いたにぎりこぶしを上下に動かします。歯は軽くカチカチかみ合います（3回）。

❸握りこぶしを左右に2センチずつずらして、あごとエラの中間で、❷と同様に息を吸いながら頭を後ろにそらし、息を吐きながら頭を元に戻し、手で歯は軽くカチカチかみ合います（3回）。

❹握りこぶしを左右に2センチずつずらして、エラの位置で、❷と同様に息を吸いながら頭を後ろにそらし、息を吐きながら頭を元に戻し、手で歯は軽くカチカチかみ合います（3回）。

❺握りこぶしを左右に2センチずつずらして、エラの後ろ（耳の下）の位置で、❷と同様に手で歯を軽くカチカチかみ合わせます（3回）。

痛みや違和感があった場合は、中止してください。

COLUMN

顔の筋肉トレーニングの落とし穴

顔のアンチエイジングのために、顔の筋肉を鍛える顔筋運動をしたり、電気刺激で顔の筋肉を鍛える器具などを使っている人がいるかもしれません。

日本抗加齢医学会の「見た目のアンチエイジング研究会」という分科会では、

★目を大きく見開き眉毛を大きく動かす体操　→　額にしわができる
★「う」の形にした口を前に突き出す体操　→　口輪のまわりに縦じわが入る
★「い」「え」といった口の体操　→　ほうれい線やほおのゆるみにつながる

と言われており、顔の筋肉を間違って動かすと、かえってしわや老化につながるとの研究報告もありました。

顔の表情筋も鍛えるとその部分の筋肉がよく使われるので、筋緊張が起こります。

筋肉の緊張が強くなるとその部位が硬くなり、当然、血流が悪くなり膠原線維《こうげんせんい》や皮膚の角化作用といった代謝も落ちます。

筋肉のトレーニングをしっかりしてそれが正しくできていたとしても、土台のあごの骨が縮めば、やはり行き場を失って重力により垂れてしまいます。

また、リンパを流すマッサージなどは、脈管系のめぐりがよく流れるので「リフトアップ」効果があるといわれています。

リンパは細胞の老廃物を静脈から腎臓に移すデトックスの役割を担っており、顔の水分代謝は確かによくすることができるのですが、骨の縮小による老化に対してはリンパを流しても改善できない領域といわざるを得ないでしょう。

「骨を鍛える」若返りは、「筋肉」や「リンパ」へのアプローチとはまったく違います。

その中でも、下あごはとくに土台の骨が減るエリアです。いかにその土台をつくっていけるのかに焦点を当てて考えると、効率も効果性もさらに上がります。

第3章

見た目が変わると、すべてが健康に生まれ変わる

――1日1分！　たった1か月で驚きの変化！9人のケース

「骨のポジション」1つでみるみる変わる

アンチエイジングやダイエットで、いつだって話題に上るのは、脂肪と筋肉。

しかし、その土台にあるのは、骨です。

土台の骨から老化を止めた人たちが、当院には大勢いらっしゃいます。


若々しい人たちに共通するのは、「骨のポジション」を整えていること。

骨のポジションを本来備わった体の生理的なS字アライメント（配列）通りにすれば、骨は日常生活での何気ない動作の刺激だけで重力からの負荷を受け取れます。

逆に、骨のアライメント（配列）が本来あるべきところからずれてしまうと、困ったことになります。ダイエットやボディーメイクが思い通りにいかなくなったり、そのせいでストレスになったり、体がこったり痛みが出たり、といった心と体に不調の変化を起こしてしまうのです。

ここで、みなさんに質問です。１１７ページの右と左のイラストを見比べてどう思われますか？　左のイラストのほうが明らかに老けて見えますが、その差は何でしょうか？

私の答えは、「あごの位置が前に出たこと」です。

あごの骨の位置がずれたことで、頸椎がゆがみ、見た目の老化と体調不良が一気に現れてきます。

頸椎が本来のポジションからずれると、それを補完するために脊椎がどんどんゆがんでいきます。ゆがむとともに、スタイルも体調もどんどん悪くなります。

一日中パソコンの前に座って仕事をして、あごの位置が前に出た姿勢でいると、首が痛みます。

その首の痛みを補うように肩や背中が張って痛んできます。肩や背中の痛みがあると、背中が曲がってきます。背中が曲がると骨盤がバランスを取るために傾きます。骨盤の傾きが腰痛や股関節の痛みを起こし、やがてひざ痛となってきます。

そして関節の変形やきしみが椎間板や軟骨に負担をかけ、脊柱管狭窄症《せきちゅうかんきょうさくしょう》やヘルニアになります。

こうした痛みをカバーする姿勢で骨盤が前傾すれば、下腹部がポッコリ前に出て、ひざで体重を受け止めるので、ひざの上にお肉がたまって太ももが太くなります。その太ももの重みでふくらはぎがむくんで血流をうまく流せなくなり足全体がむくみ、血流が悪くなるので冷え症になり、低体温になり免疫が下がり重篤な病気にかかりやすくなってしまうのです。

　脊髄を守るためにある椎骨には、中枢神経や自律神経が臓器や器官につながる神経の穴があります。したがって、脊椎がゆがむことは見た目の不調、体の不調に直結してしまうのです。

見た目のスタイル変化は体の状態変化のサイン。首や背中の痛みやコリがなくなれば自然にスタイルもよくなっていきます。

　お腹がポッコリしてきたとか、デコルテに張りが少なくなったと気づいても、「まあ、いいか」と放置していたら体調も少しずつ悪くなってきます。体調が悪いと人は元気に活動できず、それも相まって体と心と見た目の老化が進行してしまいます。

　だからこそ、見た目にも疲れにも素早く変化に気づいて対処できる人が、結局は5年、10年たっても変わらず若いままでいられる人になるのです。

どちらが老けて見えますか？

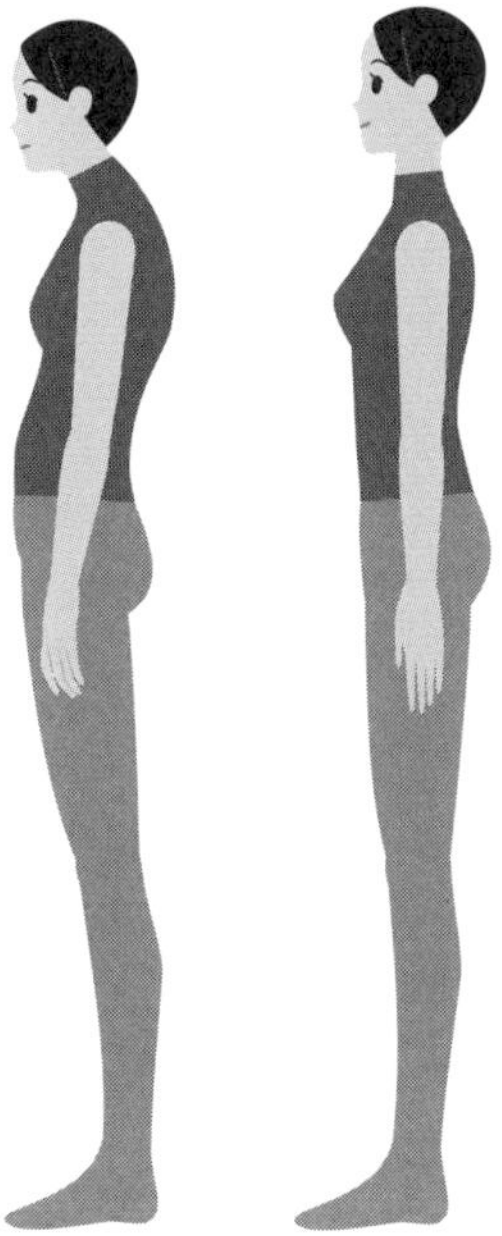

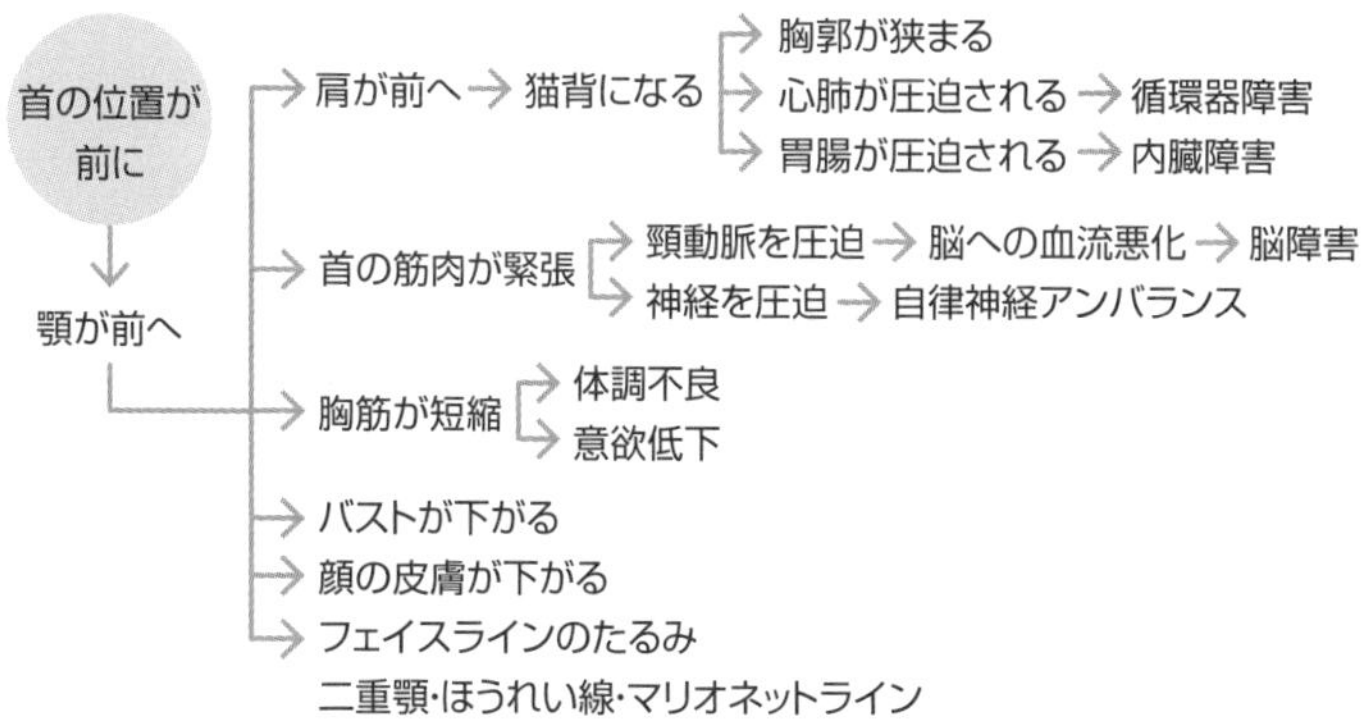

実際、当院にいらっしゃるタレントさんやモデルさんたちは、わずかな変化を見逃しません。

見た目の老化が病気につながるので、見た目だけの問題だと先送りせずに正しくセルフケア。私は、これこそが美容皮膚科の患者さんたちの多くが若く元気な理由だと思っています。

「体がスリムになったら体調がよくなった」

「小顔になったら疲れ知らずになっていた」

そういった健康・美容の法則は確かに実感します。

先ほどのあごが前に出る首の位置は「スマホ首」と呼ばれる姿勢。前にも述べたように、スマホを見るときは、どうしても頭の角度が落ちて、あごが前に出ますよね。

あごが前に出ると、頭の重みを負担するのが首の骨と肩甲骨、それに僧帽筋や背側の筋肉群です。ここから少し専門的な話になりますが、重さを負担するために筋肉群が短縮すると、拮抗する前面の筋肉を引っ張り、骨はアライメントがずれてしまいます。

首の骨は首からお尻あたりまでつながっており、積み木のように「椎骨」というブロック状の骨がいくつも重なってバランスを取るので、筋肉に引っ張られると、アライメントがくずれてしまうのです。

そうなると、歩いても運動しても骨に刺激がうまく伝わらなくなり、骨代謝が停滞してしまいます。骨は活動的な体にのみ骨をつくり、活動しない、または活動が骨細胞にまで届かない場合は骨をつくらなくなってしまうのです。

これが同じ運動、同じ行動、同じ動きをしても、若さに違いが出る理由です。

●アライメントが整っているかどうかがカギ

図式に書くと、

アライメントが整っている人	アライメントが整っていない人
（普通に）歩く	（普通に）歩く
骨の深部に振動が伝わる	骨の深部に振動が伝わらない
骨細胞から活発な体と認識される	骨細胞から活発な体と認識されない
骨細胞が骨芽細胞に指令を送り、骨形成を行う	骨細胞が骨形成を行わない

骨が新しくつくられる→骨細胞からオステオカルシン発動→免疫・筋肉・脳神経・肝機能の若さの恒常性を維持

アライメントを整えていないと、骨量が低下するので人体構造的にも大損です。

前述したように、骨代謝が停滞すると、骨は徐々にやせて、ボリュームダウンしていきます。

やせた骨の上に乗る筋肉も土台に合わせるように縮小し、その筋肉の上にある皮下組織は行き場を失い下垂。下垂した皮下組織の上にある肌もその影響を受けて、たるんでいきます。

土台の骨がボリュームダウンしたことで、皮下組織内の血行が滞り、肌に必要量の酸素や栄養が届かず、肌細胞が代謝力を低下します。

その結果、肌の角化に時間ロスが多くなり、結果的にシミやくすみ、乾燥といった肌の不調になるのです。

みなさん、顔や体の老化現象を気にしますが、実はその原因のほとんどが土台の骨が縮小したことによる「肌の状態」の結果なのです。

「体を整えていくには、先に大きな骨を整えていくことが効率的」というお話をしました。

おさらいになりますが、大きな骨とはすなわち、頭蓋骨（脳）と肋骨（心臓と肺）と骨盤（脊髄）といった体幹、手と足（運動器）の長い骨です。これらの骨は命を維持するための重要な器官（たとえば脳や心臓など）を守る場所となるので、巨大なエネルギーが集中するハブ（主要部位）です。

大きな骨を整えれば、その骨自身だけでなく、その骨が守る臓器の機能やその周囲の筋肉、血管、神経にもよい影響をもたらすので、手早く整えられるというわけです。

骨のずれを修正すると、こんな変化が起こる！

リポジショニングで骨にきちんとした力が加わるとこんなことが起きます。

・骨に弱いマイナスの電気（ピエゾ電位）が発生し、カルシウムを骨に吸着します。
・骨代謝が上がり、骨を再生していきます。
・血流の流れがよくなり、骨から産生されるオステオカルシンや酵素やホルモンが運ばれやすくなります。
・中枢神経と自律神経の神経間の伝達のスピードや精度がアップ。
・骨を動かすことで体の筋肉も鍛えられ、柔軟性やバランス力がアップ。

とくに「顔の骨トレ」で首の位置を修正するだけで、首の後ろの僧帽筋などの緊張がなくなり、血行促進され、顔の骨細胞の活性にもつながります。お疲れの体もお顔まわりも

骨と自律神経の分布と働き

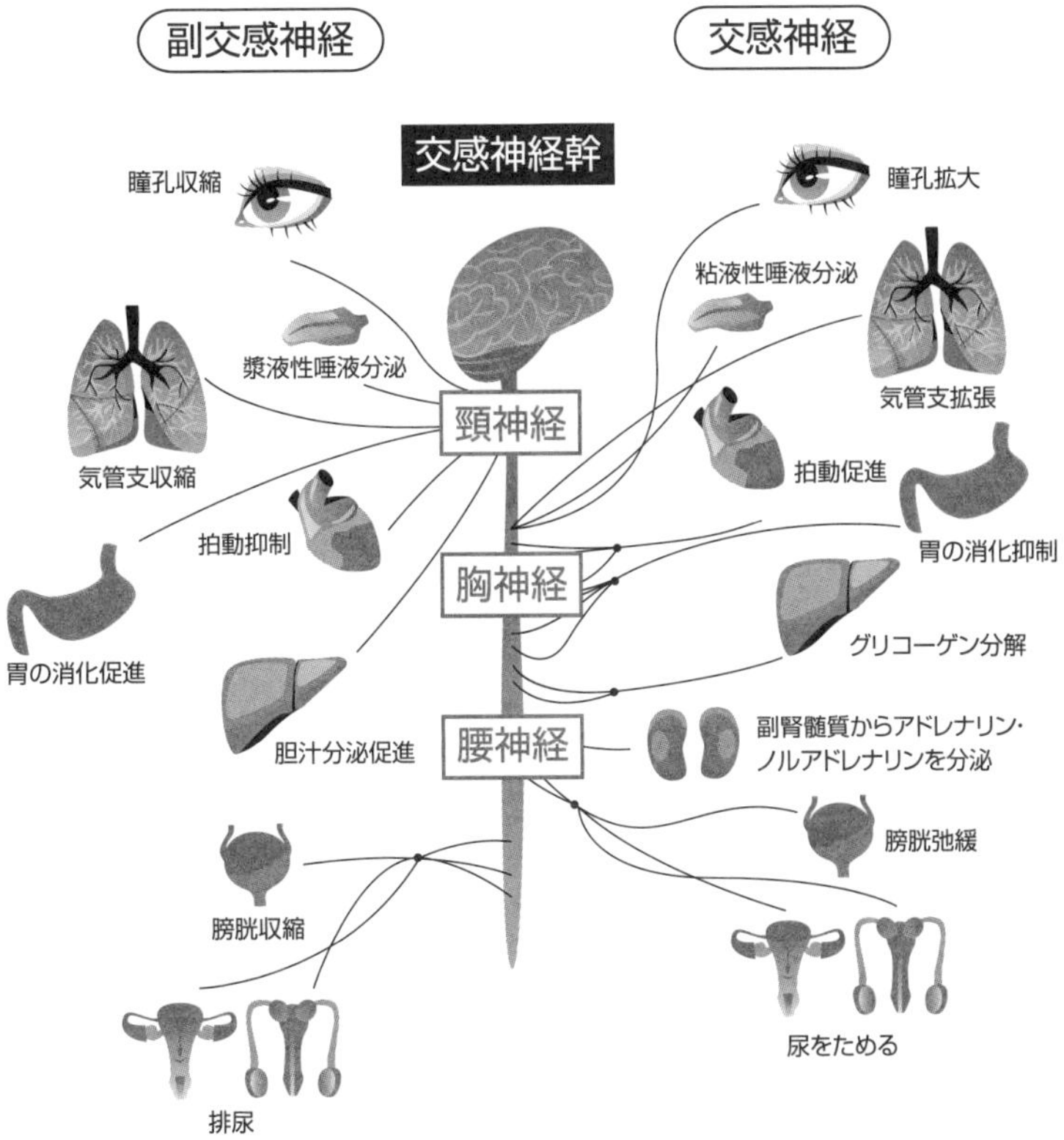

自律神経は、交感神経と副交感神経が相反する働きをすることで、全身の内臓や血管、分泌腺をコントロールしている。

すっきりです。

医学的にいうと、第一頸椎と第二頸椎は、延髄とつながって随意運動の伝導路になります。頸髄の中には、脳から手足に運動の指令を伝える神経線維の束や、手足や体の感覚を脳へ伝える感覚神経線維の束があり、さらに腕や手に分布する神経の元である神経細胞が集まっています。

膀胱や直腸などの内臓や血管の働きや呼吸など、日ごろ意識しなくても自動的に調整する自律神経も頸髄の中を通っています。

だから、首のずれやゆがみでアライメントが狂うと、途端に体が不調になるのです。

私たちのクリニックでは、こうした「アライメントを整える」だけで老化症状を骨から治すカリキュラムで、どんどん若く、元気に、きれいになる人たちを増やしていっています。

これからご紹介するのは、顔の骨トレを一日1分の顔の骨トレをたった1か月実践した人たちです。

この短期間でどんな変化が起こったのか、体験手記をご覧ください。

ケース1 食いしばりがなくなり、顔全体が軽くなった！

Oさん 41歳

1か月間、顔の骨トレを毎日行いました。

最初は寝起き直後に取り組んでいて、忘れてしまった日には入浴中にしたりしていましたが、今はお化粧前にするのがもっぱらのお気に入りとなっています。

「寝ぼけまなこの状態でこんなにスッキリするなら……指や手が目覚めている時間にしないと、何だかもったいない！？」と思って始めたのが、お化粧前の時間でした。

出勤前の表情が和らぎ、お化粧ノリもよくなるので、儀式のよう続いています。

より丁寧に骨トレをすることができたときは、**まぶたの重さが取れてパッチリ開いた目でメイクを開始することができる**ので、うれしくて自然と口角も上がってきます。

この骨トレで、初めて気づいたのは、顔や脇の下がこっていることでした。バストから上がかなり軽くなります。脇までこっていたのかなあ……と知るきっかけになりました。

頭蓋骨横断ラインをほぐすと、顔全体が軽くなります。顔の重たさがほぐれると同時に、私は歯ぎしりがひどいのですが、**食いしばり疲れや、歯の重さから解放されるような感覚**を毎回の骨トレで感じます。

また脇の下から頭頂部分が、とても柔らかくほぐれるので、気分が丸く、穏やかになる気がします。

バストより上がほどける感じです。仕事が煮詰まってくるときや、時間に追われているときなど、以前ほどキリキリしなくなってきたように思います。

デスクワークが多いせいか、首が鎖骨まで落ちるほど姿勢が悪いときがあるのですが、下あご骨横断ライン（あご中央）の動作で、鏡を見ずに首を正しい位置に戻すことができるのがとてもありがたいです。

姿勢の悪さがボディーライン崩れに拍車をかけていたので、今後もきっとよい効果があると思っています！　これからも続けます！

ケース2

「やせた」「顔が小さくなった」と言われるように。肌荒れもしなくなった

Mさん　33歳

私は「顔の骨トレ」を行うようになって、やせた？　とよく言われるようになりました。

体重は変わっていないのですが、顔がスッキリした感じと、化粧ノリがよくなってきた感じがあります。

以前よりも目鼻立ちがはっきりしてきたと言われるので、むくみなどがなくなってきたからかな、と自分では思っています。

顔も小さくなった、と人から言われるので、少し顔の横幅が細くなったのかなとも思ってはいます。

顔の骨トレは1か月ほど毎日継続して、朝1回だけやっていたのですが、最近、彼氏と一緒に住み始めるようになったので、朝できなかったら午前中のどこかで

やっています。

血流がよくなったのか、全体的な疲れやだるさが少なくなってきたのと、体温が35度台だったのが36・2度に上がりました。以前は冷えがひどくて肌荒れや大人ニキビなども出ていたのですが、ここ1か月は肌荒れもなくなったと感じます。また、疲れもひどくて集中力が途切れる感じがあったのが、気づけばなくなってきたように思います。

顔の骨トレをしてから、イライラすることや体に力が入らない感じがなくなったので、体力面で自信も出て元気です。

彼にもやり方を教えて、一緒にやり始めたところです。

私は無期限にこの体操をやっていこうと思います。

ケース3　睡眠薬がなくても眠れるようになり、仕事中の集中力が切れなくなった

Wさん　27歳

私はほうれい線が薄くなったのと、ほおの位置が上がったのと、むくみが取れて小顔になったのを、この体操をしてから感じています。

周りの人からは小顔になったとか、お顔がやせたとよく言われます。

私は丸顔だったのがイヤで細面のうりざね顔になりたいと思っていたので、顔が小さくなったと言われるのが一番うれしい言葉です。以前は襟が詰まった洋服は顔が大きく見えるので似合わなかったから選べませんでした。

体調面では仕事が長引いてくると、周りからよく「しんどさが顔に出てる」と言われて悩んでいました。

自覚はなかったのですが、しんどそうに見えたり、やる気がなさそうに見えるらしいのです。リーダー的な立場で仕事をしており、そんなふうに見えるなんて

心外ですし、困るのですが、今はそれが気にならなくなりました。

仕事はエネルギッシュに頑張れるのですが、疲れが抜けず、休日は家で一人で過ごすだけ。出かけたり人に会うのが少し億劫な気もありました。

思考力が低下したり、集中力が切れることもあったのですが、それが顔に出るとリーダーシップが取れなくなります。

実は、私は**睡眠時間が2時間か3時間くらいしか取れなくて、ここ3年は眠剤が手放せなかったのですが、今は眠剤がなくても眠れる**ので、本当にこの体操が自分には合っていたのだなと思います。

もっと大きな力でないと変化がないのではと最初は思っていたのですが、あのゆるい力で頭に対して1〜2分でこれだけ変化があったのがびっくりです。

1か月で心身ともに充実し、幸せを実感しています。

ケース4

骨粗しょう症予備群から回復。20代に見られるようになって驚き！

Tさん　35歳

この調査で初めて自分の骨密度に気づいて愕然としました。

腰の骨密度が74%しかありませんでした。僕は今35歳で、健康面には子どものころに柔道をやっていたこともあって自信がありました。一人暮らしなので偏食は若干ありますが、一応、食べ物にも気を使っているつもりでしたから、機械の測り間違いではないかと思うほどショックを受けました。

そこから1か月、顔の骨トレをし、姿勢にも気をつけ、食事もカルシウムを意識して小魚や小松菜などを食べるようにしていくうちに、日を追うごとに健康への自信が戻ってくるように思いました。

まず、見た目が変わったと人から言われるようになったのがうれしかったです。

20代と間違えられたり、35歳と言うと、「もっと若いお兄ちゃんにしか見えない」

と言われたり。

一番よく言われるのが**「顔回りがシュッとした」**です。自分でもほお骨や下あごのラインと頸部がすっきりした感じがあります

頭皮が硬かったのが柔らかくなったのと、**髪にツヤが出た**感じもします。額が後退しないように、とぼんやり思っていたタイミングで、この体操に出会えてよかったなと思っています。

そのほか、**「体がシュッとした」**とも人からは言われます。少し背が高くなったと見えるようです。凛とした感じとも言われます。

健康面で変わったことは、寝られるようになったことです。しっかり熟睡できるので、朝は働く意欲が起きなくてだらだらしていたのが、まったくなくなりました。

疲れているのに寝つきが悪かったところがありました。寝汗で夜中、目覚めると眠れなくなって、朝まで眠れないまま仕事に行くのは正直疲れます。

夕方18時くらいになると思考力が低下しますし、集中力がなくなってだるくな

るので、家に帰ってだらだら過ごすことが多かったです。

今はそういったことがなくなり、元気になったので、**週に2~3回はジョギングを3~4キロやりたくなりましたし**、ストレッチ的なこともやるようしています。

これら様々な変化が、この1か月のうちに起こったのにも驚いています。変化が起こるので、やる気も上々です。

ケース5

顎関節症が改善! 目覚めがよくなり、顔も頭もスッキリ!

Yさん 53歳

私は朝が苦手で、起床してから身支度ができるまで寝ぼけ眼で、頭もぼーっとしながら、1時間ほど過ぎて、やっと目が覚める感じでした。

でも、起床して身支度を始める前に顔の骨トレをするようになってからは、頭がすっきりしてスムーズに行動できるようになり、出かけるまでに時間の余裕ができるようになりました。

顔の骨トレをするようになってから、**頭や顔のゆがみが治ってきている**ように感じます。

とくにあごのラインは変わりました。私は左右のあごが少しずれていて、大きな口を開けるときは気をつけないと、顎関節症によくなっていました。でも最近はスムーズに大きな口を開けられるようになり、あごも痛くなっていません。

そして、最近は周りの人たちから**「肌がきれいになった」「小顔になった」「目が大きくなった」と言われます**。

私自身も顔全体がすっきりとした実感があります。何より頭や顔の骨を刺激すると、とても気持ちがよくて、骨に元気を与えている感覚があり、1分程度で終わるところを3分くらい続けてしまいます。

これからも続けていこうと思っています。

ケース6

30年間苦しんだ片頭痛が、こんなに簡単になくなるなんて！

Tさん　49歳

毎朝1分のみを1か月続けてるうちに、すっかり癖になってしまいました。

というのは、**朝はいつでも頭痛薬から、が私の日常だったのに、今は頭痛がなくなった**からです。

若いころからなので、かれこれ30年、頭痛薬は手放せない状態です。

ずっと飲み続けているので気にしないようにしていたのですが、こんなに簡単に頭痛が治るなんて信じられない喜びです。この体操後は頭がすっきりします。

もともとやせ気味ですがストレスがあるとつい食べすぎてしまい、1か月で体重が4～5キロ変わるのも当たり前といった状態で、太ったりやせたりを繰り返していました。

部下への指導や社内がうまくいくように気を張っているのが当たり前の生活だ

からかもしれないのですが、夜は寝られないことも多いし、寝付くまで30分以上かかるし、途中で目が覚めてなかなか眠れないことも多いです。このままだと病気になるのではないかと、となく不安を抱えていました。

しかし、この骨トレならずっと続けていけそうに思います。1か月やって習慣になったので、うまくこの習慣を生かして、これからもずっと続けていきたいと思います。


見た目の変化は自分ではよくわからないのですが、周りからは「フェイスラインや、あごまわりがすっきりした」と言われます。これは骨トレの最初のトレーニングがとても気持ちよくて、ついずっとやってしまいそうになるのを抑えなかったら、もっと効果が上がっていたかもしれません。

体と気持ちは全体的にすっきりしたように思います。以前は思考力が低下した感じで、もうこれ以上は考えられないといったことも多かったのですが、最近はそういった判断力の低下も体の疲れやだるさとともに薄らいだように感じています。

いろいろ考えがまとまらなかったり、考えようとしても集中できず、やる気も起こらなかったときは自信を喪失し、つらかったです。

そういえば、日常生活は楽しくなかったのですが、少し抑うつ気味だった感じもなくなった気がします。

体操をした1か月で漠然とした不安もなくなり、毎日の気分がよくなったのを実感しています。

ケース7 むくみがとれて、慢性疲労がなくなった

Uさん 45歳

まず毎朝するのに慣れるまでは1か月でも大変でした。しかし、続けていくうちにだんだん生活リズムの一つとなり、忘れてやらなかった日はとても気持ちが悪かったです。

やさしい力にもかかわらず、顔の骨を押すと痛いところがあり、新たな発見で

した。

見た目の変化は、ほおのむくみがすっきりするような感じと、目の周囲がすっきりしたように思います。これはトレーニング1日目から感じる変化でした。

朝起きてすぐ体操をしていたので、頭がすっきりして一日がスタートできました。

頭が軽い、頭重感がない、目が疲れにくいといった変化を感じて、疲れというものがまったくなくなったのも新しい変化でした。

体調がよくなった、健康的になった、体が軽くなった、肩こりがなくなった、姿勢がよくなった、目が疲れにくくなった。これらは1～2週間くらいでじわじわ出てきた感じでした。

このトレーニングで姿勢もよくなると聞いたので、習慣になってよかったと思いました。

ケース8

ほお骨の位置が上がり、気持ちまで上がってポジティブに

Nさん　32歳

この体操を毎日続けるようにした変化はいくつかありましたが、情動や感情の変化が自分には大きかったように思います。

まず、仕事のバイタリティーなどの気分が改善され、いろいろなことにあまり落ち込まずに楽しいことを考えられる時間が増えている気がします。

しんどい、だるい、疲れたといったネガティブな言葉やマイナスワードが出なくなったこと、そしてそれを言わないでおこうと思ったことが、この1か月で自分の中に起こったと思います。

また、健康面でも気をつけようと考えるようになり、少し自信が出てきました。

1か月前にこの体操をやり始めてからですが、ジョギングをやろうと思い立って新しいシューズを買って、今は週1回2回ですが、走るようにしています。

いつか海外のマラソンの大会に出てみたいなと夢を持つようになりました。そのためにも、京都や大阪のマラソンに２０２０年から始めようかなと考えています。

これも、体操の効果かもと考えます。１か月前から考えると以前よりも動きやすくなってるからです。前は思ってもなかなか実行しなかったのですが、今はすっと体が動くように気持ちが変わってきました。やる気はあるのだけど体がついてきてなかったのがウソのようです。

３年ぶりに合った知人に「顔が若返った？」と質問を受けました。ほかの人にも「むくみが減った」とか「やせた」などと言われます。

体の変化は１キロ体重が減ったのですが、食事や運動に最近気をつけてるからかもしれません。あと、お酒に酔いにくくなった気がします。

慣れてくるとこの体操も時間がかからずにできるのでよいなと思っています。

ケース9

目のはれぼったさがなくなって目がパッチリ！ 胃腸の調子もよくなった

Sさん　32歳

初めて顔の骨トレを行ったとき、動きが複雑なように感じましたが、直後から頭がすっきりする感じがあって本格的に取り組みました。私がとくに感じたのは頭と目に効く感じです。

目が腫《は》れやすいのですが、腫れぼったさがなくなって目が開く気がしました。

私はネイルやお花の加工をしているので、細かい作業でいつも目が疲れていたのに気がついてなかったのが分かりました。

血流がよくなって人から「顔色がよくなった」「元気そう」と言われ、顔がすっきりするようになったので、これからも続けていきます。

骨トレを毎朝することで、食べ物にも目が行くようになり、今までは炭水化物中心の食事だったのですが、魚や和食や緑黄色野菜を摂取するようになりました。胃痛や胃もたれ、胸やけがいつもあって調子が悪かったのですが、だんだんよくなってきました。ひどいときは食事のたびに胃がキリキリと痛んで食べられないこともあります。

食事の影響か、体操との相乗効果かは不明ですが、姿勢が悪くなっていたのがよい方向へ変わったからかもしれません。

首や肩がすごくこるので、最初の首のトレーニングがすごく気持ちいいです。

骨トレで頭の血流がよくなるよう感じました。ほお骨の下もプッシュするたびにほんのり痛みを感じていましたが、トレーニング後の目の周囲のすっきり感が今は楽しみでやめられません。

第4章

こんな習慣で、さらに「顔の骨トレ」効果を高める

——医学的に検証された、骨が老けない生き方

健康の土台に骨がある！

当たり前のことですが、老化の問題をすべて骨だけで説明できるものではありません。

昨今の抗加齢医学（アンチエイジング医学）では、老化の3大原因「糖化」「酸化」「炎症」の解決が老化予防の根幹治療と言われ、様々な健康法の情報があふれていますが、私はこうした健康法も「土台の骨」があってのものだと考えています。

なぜなら、上の図を見ていただくと分かるように、酸素を取り入れ、二酸化炭素を排出する呼吸器も、酸素や栄養物や老廃物などを運ぶ血

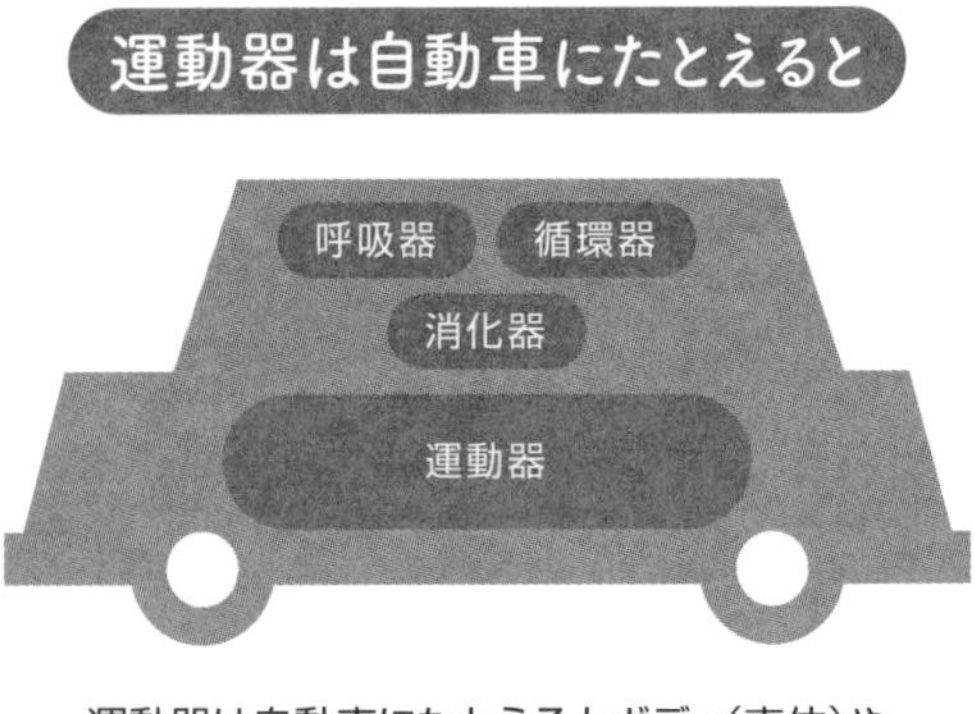

運動器は自動車にたとえるとボディ（車体）やタイヤのようなもの。運動器における各パーツのどれか壊れても、身体はうまく動かない。

液を流す循環器も、食べ物を消化吸収する消化器も、骨があるから人体で分業化され、恒常性が保たれ、人間は生きているのです。

この章では、今日からできる骨を中心にした健康習慣（骨によい環境づくり）を最後のまとめとしてお伝えします。

朝1分、鏡の前で顔の骨トレを「朝の習慣」として続けよう

顔の骨トレでは、土台となる骨のバランスと負荷運動で、肌の老化、肌荒れ、全身の老化、活力の欠如など、老化に関わる様々な不調を治すことがお分かりいただけたかと思います。

骨の活力を高めていけば、骨髄や上皮細胞などの再生系の組織に存在する「テロメラーゼ」という酵素が発生する可能性を秘めています。

テロメラーゼとは、簡単に言えば、細胞の不老不死化に関与する酵素。細胞分裂のたび

に長さが短くなっていく染色体の両端部分（テロメア）を伸ばすといわれています。

骨トレは細胞レベルで若返ることにもつながるのです。


しかし、ここで**大切なのは、続けること、習慣化すること**です。

そこで、私はみなさんに「朝の習慣」に「顔の骨トレ」を組み込んでしまうことをおすすめしています。

毎朝1分、鏡の前で顔の骨トレ。

これは自分の体や脳にゼンマイを巻く感覚で行います。スムーズに自分にエンジンをかける〝朝のワンアクション〟です。


朝は、起きたてで体全部が固まっている状態です。

よく寝たはずなのに疲れが全然とれてない……という経験はありませんか。

起きたばかりの体は一日の中で最も血行が悪く、骨も筋肉も硬い状態です。

また、普段の姿勢などで骨や筋肉が緊張や負担をかけている状態だと血管が圧迫され、活性酸素が発生して細胞は傷つけられます。正座で足がしびれてくるのと同じで、朝から痛みを感じたり、疲労を感じたり、やる気が出なくなるのです。

こうした朝の症状は〝朝のワンアクション〟で改善できます。

首のポジションが変化すれば、呼吸が深くなって、自然に口呼吸がなくなります。

脳の血流改善で神経や血液の流れもよくなりますから、若く元気な心と体で一日をスタートできるでしょう。

ただし、体には長年の生活動作が染みついていますから、正しい状態にリセットしても、すぐにまた元のラクな状態に戻ろうとします。

まずは3週間、顔の骨トレを毎朝1分のルーチンとして、何度も何度も繰り返し自分の体に覚えこませる「しつけ」が必要です。

朝、不調や不満を感じない、すがすがしい状態を想像してください。

自然に自己回復力が身につき、いつの間にかラクになったな、と思ううちに、病院や薬に頼らずとも、心身の不調や不快な症状が消えていくでしょう。

また、毎朝気持ちよく一日をスタートし、明るく充実した毎日をつくるエネルギーになっていけるはずです。

若さと健康をキープするためには、「毎朝のリセット」と「環境セッティング」が必要だと私は考えています。

やる気が高まり、明るく充実した日常をつくるエネルギーになっていけると思っています。

・毎日リセットしたいものは……骨のポジションと骨代謝
・環境セッティングしたいものは……毎日の「さび」

これまで骨のポジションと骨代謝については説明しましたので、ここからは骨視点で考えた環境セッティングについてご紹介しましょう。

骨の健康のためにできること

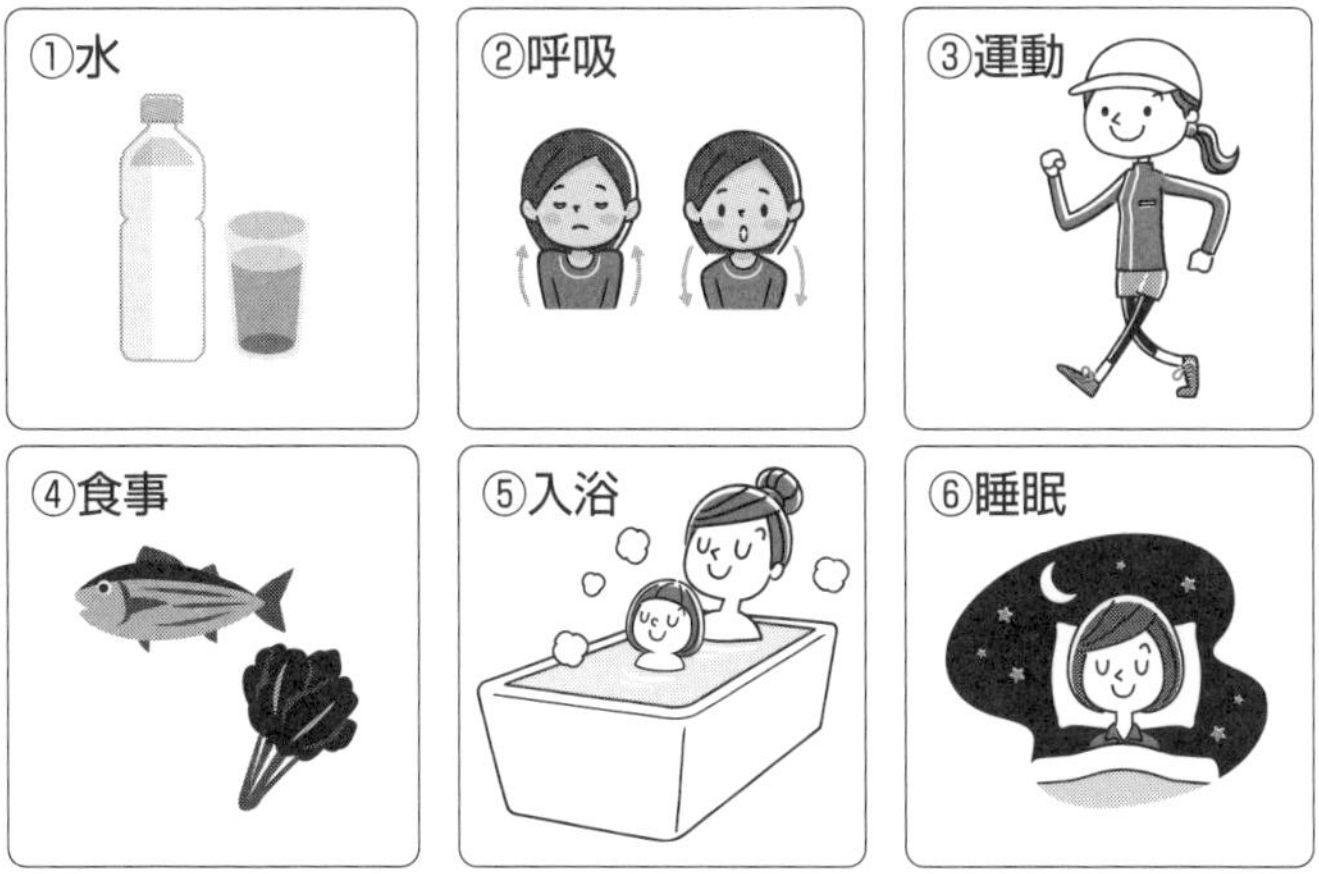

骨視点で考えた環境セッティングは、

❶水

❷呼吸

❸運動

❹食事

❺入浴

❻睡眠

以上の6つです。

骨が老けない生き方①

水 夜寝る前と朝起きた後に コップ1杯の水を飲む

普段は意識してはいませんが、私たちが健康で若々しく暮らすために必要不可欠なのが「水」です。

私たち人間も、始まりは一つの受精卵からです。その受精卵の受精後３日目は水分比率がほぼ１００％といわれています。

水以外のＤＮＡや細胞膜は３％にも満たないのです。

受精卵が分裂を繰り返して、２→４→１６→２５６→６５５３６……と増えると、46回分裂すれば37兆個になります。

生まれたばかりの新生児の水分比率は80％。子どもは70％、成人男性は60％、成人女性は55％、高齢者は50％と、どんどん減っていきます。

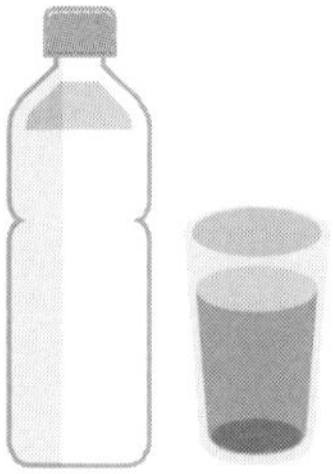

つまるところ、人間が年を取るということは、体の水分を失っていくことと同義ということになるのですね。

その水分は血管やリンパ管に80％あり、全身に酸素や栄養を運び、老廃物の排泄を促す役割を担っています。

細胞レベルで行われる化学反応一つ一つは、細胞膜内にあるDNAやミトコンドリアなどの細胞小器官の生命活動が水分で満たされた空間で行われ、その浸透圧を一定に保つためにも水は生命維持には欠かせないものです。

私たちは体内の水分の20％を失うと生きていくことはできません。

私は患者さんへの運動指導を行う場合には必ず、事前にコップ一杯の水を飲んでもらい、運動後は半ば強制的に水を飲んでもらいます。

みなさんトイレが近くなるからとイヤがるのですが、運動をして汗をかいた状態では心配でクリニックから送り出せません。

というのも、**体の水分比率が6％減少したら、熱中症で脱水症状を起こしたのと同様に**

生命維持機能を維持できなくなるからです。

脱水症状といった状態は自覚が少ないところがあり、自分が思っている以上に多くの水分が奪われていることに気づいていないから怖いのです。

睡眠中も体は動いているので、意外にたくさん汗をかいています。

実は呼吸をしているだけでも平均１６０㎖の水分を放出しているので、**睡眠中にコップ１杯分の汗をかいてる**のと同じです。


「夜寝るときにも朝起きたときにも、まず水を飲んでください」

と言うと、なぜかみなさん、イヤそうです。

夜は寝る前に水を飲むのはおトイレに立つのが面倒だと言われます。

しかし、睡眠中にその日に受けた全身のダメージを細胞レベルで回復させなくてはいけません。そのためには水が必要です。

酸性に傾いた体内を睡眠中にアルカリ性に戻してあげることができ、それだけでも体の疲れがとれてくるのです。

また、脳梗塞の４割は睡眠中か起床直後に起こるといわれています。水分不足で血管内で赤血球がうまく動けなくなっているのをきっかけとした梗塞だと、水分補給のほうが優先されるべきことです。

朝起きたばかりでも、目覚めのためにコップ１杯分程度は体に補充してほしいと思います。

体内水分が２％減ったら、のどが渇くのが生理的な体の状態なので、仮に46キロの私の場合、体内から２％の５００㎖水分が奪われたらのどが渇くし、３％の７６０㎖を失えば、ふらふらします。

自覚はなくても、起き抜けに水を飲むことが全身の細胞に水分がいきわたるので内臓が動き出すスタートボタンとなり、すっきりと目覚めることができます。

では、一日に必要な水はどれくらいかというと、基礎代謝から算出すると、最低限必要な水は１０００㎖です。

成人が一日に水分を排出するのは、呼吸で５００㎖＋汗で５００㎖＋尿便で１５００㎖、合計２５００㎖。成人の平均的な水分の摂取は食べ物から１０００㎖＋代謝（体内でつくられる水）で５００㎖となり合計１５００㎖。
２５００㎖－（マイナス）１５００㎖で１０００㎖の保水は必要なのです。

体の水は水分だけではなく、カルシウムやナトリウムやカリウム、マグネシウムといった様々なイオンが体内の調整を図っています。

この体液があるから心臓が心筋で動き、肺が呼吸を循環させます。

ところが水分が不足すると、体内のイオンバランスも変化します。そうした**体内のカルシウム、リン、ナトリウム、カリウム濃度の不足時に、骨の中に貯蔵されていたミネラル・カルシウムで補われます。**

体液（血液）にカルシウムが不足することは水分摂取と関係ないことではありません。水にはミネラルがたくさん含まれているからです。

血中のカルシウムが不足したら、副甲状腺ホルモンの働きにより、心臓や脳などの臓器の生命活動が優先され、骨からのカルシウムを放出する指令が出ます。

日ごろから、よいミネラルがたくさん入った水を摂取することが、骨の健康を守ることになり、ひいては若さを守ることになるのです。

では、飲むべき水はどのような水かというと、本当は加熱殺菌されていない水がいいのです。加熱殺菌された水はミネラル分が減少してしまいます。現在、日本の厚生労働省の食品添加物の規格基準として85度以上で30分加熱する方法となるので、ろ過加熱殺菌されていない水がいいでしょう。

ミネラル成分が多い水は表示が「ナチュラルミネラルウォーター」となっています。また、地中の土壌や岩盤からミネラル成分が溶解する量は軟水よりも硬水のほうが多いといわれています。

とくにダイエット中にはミネラルが多い硬水はカロリーがゼロでも代謝を上げてくれるのでおすすめです。

一見、水分などなさそうに思われる「骨」も、その構造成分の22〜25%が水です。

常に安定した内部環境を維持することは生体にとって最も重要なことですし、体液の主成分のミネラル成分の経口摂取をいつも心がけておけば、骨からの電解質（イオン）の流出の備えにもなります。

骨が老けない生き方②

呼吸 「鼻からゆっくり大きく息を吐く」でぐっすり眠れる

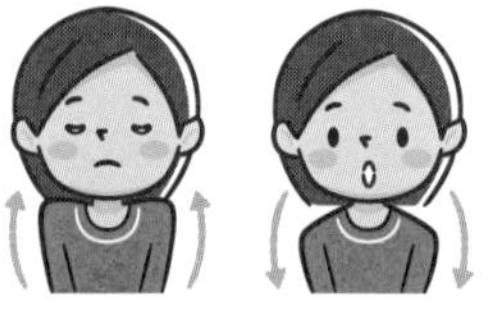

呼吸の仕方を言われなくても、呼吸は生命を維持するために不可欠なものですから、誰もが意識せずに自然に行っています。

しかし、悪い姿勢やストレスによって、呼吸が浅くなってしまっています。

呼吸には「胸式呼吸」と「腹式呼吸」があり、私たちが日ごろ無意識で行っているのは胸式呼吸です。

胸式呼吸は肺を取り囲む胸郭の筋肉が収縮・拡張して行われるため浅いのですが、腹式呼吸は横隔膜という最も強い呼吸筋を使って行われるために深い呼吸になります。

もともと肺の中の血流は限られた部位にしか使われていません。肺の下のほうは全力疾走など激しい運動をしたときくらいしか使われないのです。

腹式呼吸によって、普段使えていない肺の奥深くまで腹筋や横隔膜を使って新鮮な空気を送り込むことは、肋骨の可動域も上がるので全身の代謝を上げる運動として捉えてもいいくらいです。

使わなかった肺の奥底の毛細血管までしっかり血流が流れることは、ろっ骨も含めて全身の臓器の代謝アップにうってつけの方法です。

人間以外の哺乳動物はみな腹式呼吸です。

「夜、お布団の中でやるとぐっすり眠れる」と患者さんたちに大好評な呼吸法をお伝えしましょう。

まず、ゆったりと横たわった状態で、真っすぐあお向けに寝ます。

背筋を伸ばして、一本の木の幹になったイメージで、頭まで空気をいっぱい吸い込んで、足元から空気をゆっくりと吐いていきます。

このときのポイントは口呼吸ＮＧです。

必ず鼻からゆっくりと大きく息を吸って、鼻から吐きます。

数回繰り返して準備が整ったら、鼻からゆっくりと息を吸い込んで、おなかに空気をため込むようなイメージでふくらませます。

その状態で息を５秒止めます。

そして大きくゆっくりと吐く。

鼻は呼吸のための器官、口は食事をするための器官と、はっきり役割分担させましょう。鼻にはウイルスや細菌を防御する働きがありますが、口にはないからです。

ゆっくり吐くことに重点を置いて、自分のペースで行ってください。

意識して呼吸をしてみると、実は吐くほうが難しいと気づきます。

吐くために呼吸を練習した深呼吸をすると３つ若返りを促す作用があります。

一つは、腹式呼吸をすることで自律神経のバランスがよくなり、自然治癒力も高まります。

自律神経が支配する中で唯一、意識的にコントロールできるのが呼吸です。

意識して深呼吸を行い、酸素を取り入れてやれば、脳細胞が活性化し、その結果、全身の体調が整ってきます。気持ちも落ち着いてきて、ストレス解消にもなります。

なるべく静かな時間を選んで行うのが理想的です。

二つ目は、瞑想の呼吸となり入眠を助けます。

呼吸に集中して穏やかに過ごすことそのものが、脳を癒し、α（アルファ）波を脳から出します。

慣れてくるとヨガや座禅をしている人と同じくらい深い呼吸ができるようになり、いつでもどこでも深呼吸するだけでリラックスできるようになります。


三つ目は、鼻呼吸をするようになると、口まわりやフェイスラインが引き締まります。

舌の位置を上あごのへこみにつけておくと口角が上がり、シャープな顔立ちになります。

呼吸は肋間筋や小胸筋との連係プレイでもあるので、しっかり呼吸ができると胸郭が上がりデコルテや胸の位置も上がるので、顔の皮膚も上に引っ張られる力が働き、表情が若々しくなります。

骨が老けない生き方③

運動

歩く前に「ひざピタポーズ」で目線を上げて歩こう

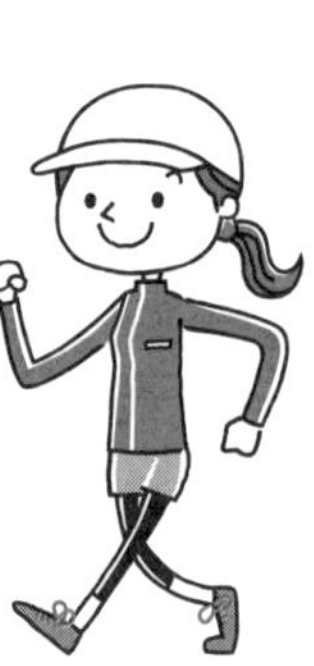

カルシウムが骨を強くすることはよく知られていますが、**骨にかかる負荷が少なすぎる場合は、いくらカルシウムを摂取しても利用されません。**

骨格のゆがみを根本的に直して正しい骨格を保つためには、積極的に運動することが大切です。

運動というと、ついハードなものを想像しがちですが、過度のスポーツは老化の原因とされる活性酸素を増やし、最悪の場合は骨の疲労を招いて、骨髄の造血作用をダウンさせてしまうことさえあります。

息が切れるようではハードすぎます。

たとえばウォーキングは、**自分の速度（ペース）で歩けばいい**のです。

現代の成人女性が一日に歩く平均歩数は6200歩だそうです。

家の中でも一日2000歩から3000歩は歩くので、普段からエスカレーターより階段を選ぶだけでもいいのです。


ここで注意したいのは、歩くことを義務として考えないことです。

毎日ではなくても、時間が取れるときにまとめて歩いても十分効果があります。

公園や川沿い、郊外に足を延ばせば、季節の移り変わりを肌で感じられてストレス解消にもなるでしょう。


歩く前には、「ひざピタポーズ」でお腹と胸を上に伸ばしスタート。目線は屋根やビルの上を見て歩いてください。

「ひざピタポーズ」とは、私が患者さんたちに必ず行ってもらっている姿勢の整え方です。
❶つま先をそろえて立ち、体重を足裏の真ん中（土踏まずの1㎝外側）にかけるよう意識します。

❷ 次に、両ひざを外向きに曲げ、パカッと横に開きます。両方のかかとはくっつけたままです。
❸ その後、ひざを正面に向け、ひざ同士をくっつけたまま、ひざ裏を伸ばします。
❹ そのままお腹と胸の位置を高く引き上げると、首の位置が後ろにスライドし、自然に背筋が伸びます（48ページ写真参照）。

こうしてひざ関節を伸ばし、首を伸ばして歩くと、深い呼吸になって全身の代謝につながります。

前に述べたように、首を前に突き出して歩いている人が9割ですから、こうした正しい歩き姿勢は、ちょっとしたストレスを担います。

私は定量、そして低量のストレスがないと、加齢による身体の変化が進みやすくなるので、ストレスは意識的にかけるべきだと考えています。

そうすることで新たなストレスに立ち向かえる抵抗性が心身につくのです。

骨が老けない生き方④

食事　骨をつくるために必要な意外な栄養素とは

骨は古くなると壊され、新しい骨がつくられます。

そのとき、骨をつくる材料が不足していたら丈夫で強い骨はつくれません。

骨をつくるために必要なのは、カルシウム、ビタミンD、ビタミンK、それに骨に定着させるためにはコラーゲンなどのたんぱく質も大事です。

ご存じのように丈夫な骨をつくるには、カルシウムをたっぷり摂ることが必要です。

骨はカルシウムだけでなくリン、マグネシウム、マンガン、亜鉛、銅といったミネラルで構成され、また体内の生理機能や代謝に必要なミネラルの貯蔵庫でもあるので、不足すると骨からどんどん引き出されて骨が弱くなってしまいます。

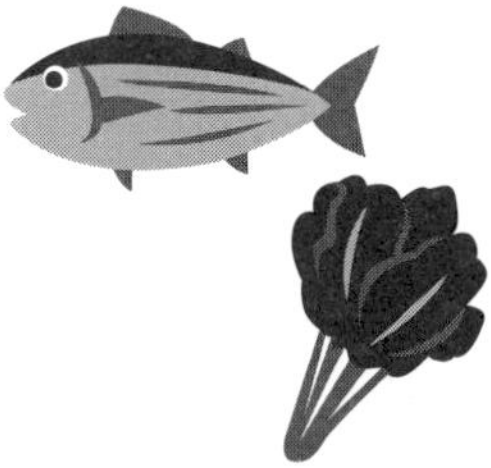

カルシウムは魚介類や海藻類や豆腐から摂るといいでしょう。

牛乳もチーズもカルシウムは多いのですが、リンも多いのでカルシウムを流出させることになる危惧もあります。

値段がわりと高いチーズにはリン酸塩が入っていないのですが、価格が低いチーズにはリンも多いようです。

一方、海産物に含まれるカルシウムは吸収性に優れ、骨密度の高い骨ができます。

イワシの丸干しやシラス干しは丸ごと食べられますし、魚の内臓にはビタミンＤが含まれます。カルシウムはビタミンＤと一緒に摂ることで吸収率がアップするのでさらに効果アップします。

ビタミンＤはビタミンと名がついていますが、ホルモンのように働くビタミンとして知られています。

骨を強くするだけではなく、免疫を上げて乳がんを予防したり、アレルギー疾患にかからないように働くほか、閉経後にエストロゲンが低下し、骨から流出するカルシウムをとどめたり、カルシウムが脱灰（骨からミネラルが溶けだす）するのを防ぐ働きがあります。

日光を浴びることで私たちの皮膚でもつくられますが、不足しないように食事から摂りましょう。サバやサンマ、アジ、鮭などの魚やキノコに多く含まれています。

魚も養殖したものは抗生物質が多く含まれるプールで飼育されているので、なるべくなら天然の魚を選んだほうが腸内環境にもいいでしょう。

ビタミンKは、骨の形成や骨質の維持に大切な役割をしています。

大腸の腸内細菌からつくられ、血液凝固や止血などに関与し、骨にカルシウムが沈着するのを手伝う脂溶性のビタミンです。

ホウレンソウやブロッコリー、キャベツや納豆に多く入っています。

たんぱく質は骨の材料以外、体のほとんどの材料になります。

内臓や筋肉や脳などの組織を構成してるアミノ酸も、ホルモンや血球の材料にもなるので十分に摂ります。

お肉や魚、大豆やごまなどはアミノ酸バランスのよいたんぱく質ですが、体内で合成できないために必ず摂らなければいけない必須アミノ酸が9つほどあります。

お肉などの動物性たんぱく質は大豆たんぱくよりも吸収がいいのですが、体を酸性に傾けるので中和するために骨のカルシウムを脱灰させることになるので、いろいろな食品から組み合わせて摂るのが大切です。

これらの骨に必要なミネラルやビタミンは体の中でつくることができないので、食べ物からしか摂ることができません。

ここで重要になるのが、腸内細菌になります。

食物を吸収するには、腸内細菌が重要な役割を持ちます。

腸内の細胞が元気だと、栄養素の吸収力は高まり、骨密度とともに骨質も維持できます。

つまり、私たちは「食べたものでできている」といわれますが、実は「腸で吸収したもの」でできています。

さらに、腸内細菌は老化も防ぎます。

骨粗鬆症・動脈硬化、そして肌の老化です。

人間の体は口から入った食べ物を消化器官が分解・消化・吸収・排泄まで一本につながっ

ています。

体のどこでも菌はすみついていますが、その中で一番多く菌が住む場所が腸になります。腸内細菌の数１０００種、１００兆個。それに対して人間の体の細胞の数は37兆個です。

つまり、腸は食物の消化吸収をするだけでなく、外部からの細菌に対して全身の健康を守れるような免疫器官でもあるので、善玉菌を増やす食事＋ミネラル豊富な食事をとるのが骨や肌の若さづくりに貢献すると考えています。

腸内は善玉菌である乳酸菌を増やすことがポイント！

だから、**みそ、醤油、酢などの調味料や、納豆、漬物などの天然酵母や微生物の働きによってつくられた発酵食品を積極的に摂る**のがおすすめです。

偶然できた日本の気候風土を大きく反映し、さらに改良されて現在に至ったものですから、先人の知恵であり、バイオテクノロジーの原点ともいえます。

昨今、腸粘膜のブロック機能が壊れると未消化のものが血液に流れ、免疫機能の錯誤から体に炎症を起こす遅延性アレルギーが問題視されています。

アミノ酸まで分解されずにペプチドのような大きな未消化たんぱく質が小腸の絨毛《じゅうもう》の間にあるパイエル板を通過することで、「リーキーガット症候群（腸もれ症候群）」などで食物アレルギーになり、腸に軽い炎症が起こります。

これらの腸の粘膜修復になる栄養素も摂るべきです。

栄養素としてはビタミンＡ、ビタミンＢ、ビタミンＣ、ビタミンＤ、亜鉛。

さらに炎症を抑えるオメガ３系脂肪酸となる油は必須脂肪酸なので積極的に摂るべき油です。

亜麻仁油、青魚のＥＰＡ／ＤＨＡ、えごま油、チアシードなどですが、これらは抗炎症作用が期待されるポリアミンという成分を生成することで血管の炎症予防になります。

ミクロアンギオパチーなどは神経や脳血管の微細の硬結を起こすので注意が必要です。

腸には免疫細胞の一種のリンパ球が多くすみます。

その70％が小腸に、10％は大腸にいます。

免疫を上げることで病気にかかりにくくするためにも、腸を元気にするのが非常に重要です。

これらの微細な悪玉菌が増えて有害物質をつくり、便秘や肌荒れの元になったりするのです。

骨が老けない生き方⑤

入浴

体を温めるだけじゃない！美容健康物質HSPがアップする温度は？

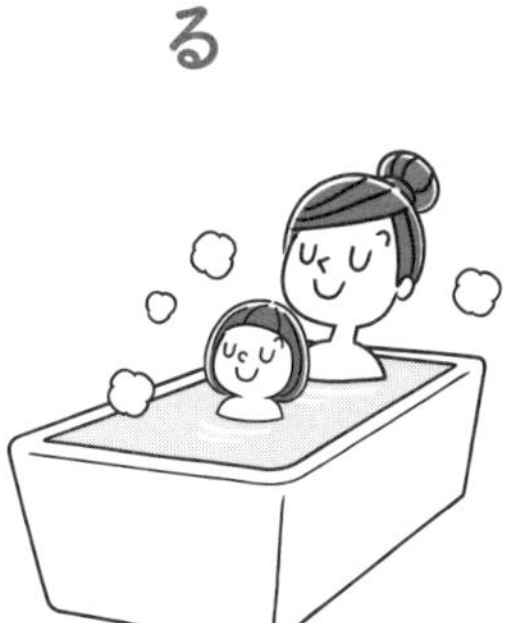

世界でも注目される健康習慣の一つが、日本のお風呂習慣です。

私たちにとっては一般的ですが、環境や文化の違いから入浴で湯船につかるという習慣は一般的ではないのです。

お風呂につかることが体を温める効果があるのは、みなさんご存じかと思います。

お風呂で体温が1度上がれば、免疫力が35％アップ、基礎代謝力の10パーセントアップ、体内酵素の働きが50％アップします。

体内温度はお風呂で上がっても恒常性でまた戻ります。しかし、このお風呂につかる習慣が体を温めるだけではない様々な健康効果を持っているので、健康効果で体温上昇のきっかけとなることも期待できます。

お風呂の美容効果の秘密は3つあります。

❶ヒートショックプロテイン

ヒートショックプロテイン（ＨＳＰ）はもともと体内に存在する物質で、高温や高熱といった熱の負荷により細胞内に発現される特殊なたんぱく質群です。

熱ストレスがかかったときに1秒間に大量に生産されるたんぱく質で、壊れた細胞や弱った細胞を活性化するといわれてます。

骨や皮膚などのたんぱく質の合成や運搬を補助する介添え役として、主に美肌効果や筋肉痛の活性酸素ダメージをなくす効果があります。

免疫が低下したり、それを強化するために働きます。低体温になったときに体温調整や免疫を上げるためにも働きます。

ＨＳＰが体に分泌されるのが、

・40度で20分
・41度で15分
・42度で10分

患部を温めたり、お風呂に使ったりすることでＨＳＰを増やすことができます。

温泉治療などでは体へストレスをかけない温度ということで、40度のお湯につかるのを推奨するところが多くあります。

皮膚や筋肉を活性化させる働きで免疫力を上げて修復を促進させます。

コラーゲンが正しい構造になることで肌や骨の機能が高まります。そのためのＨＳＰ47は美容に効果的でしわをなくすことにつながります。

それ以外でもＨＳＰ70などはコラーゲン同様にメラニンを抑制する働きを持ち、シミや美白効果などあって、ホルモンや免疫を活性させる様々な種類が役割や働きがあり、ＨＳＰをつくる入浴での美容健康効果があります。

やり方は、**42度までのお風呂に10から15分つかった後、洗面器で2〜3回分、ふくらはぎに水をかけます**。

ＨＳＰは体内で2〜3日保持できるので、週に3〜4回でも行うと非常事態に強い体になります。

私の師匠は10月ごろまで滝行を行うことで今80歳を超えていますが、非常に元気で血管年齢が30歳くらいとのこと。

先にも書きましたが、定量のストレスは体に底力をつけ、耐性をつけていきます。

入浴中に顔の骨トレとセットで行っていただくと、体内の若返りのスピードを上げることになるので、おすすめです。

❷水圧での循環アップ

お風呂につかると、体にはお湯全体の重さがかかっています。

浴槽の深さによっても違いますが、水圧がかかることで、一般に胸まわりは2センチ、ウエストまわりは3センチも凹むといわれています。

この水圧の作用（静水圧効果）によって、皮下の血管やリンパ管を圧迫して血行をよくすることができます。脚の血液も心臓に向かって押し上げられるため、血行が促進され、毛細血管が拡張されて全身の血液循環もよくなります。

水圧＋浮力で筋肉や関節が動かしやすくなっているので、足のむくみや二の腕のマッサージも効果的です。

❸浮力作用

お風呂につかっていると浮力によって体重は10分の1ほどに軽く感じられます。

そのため、体を支えている筋肉や関節が日ごろの重圧から解放されます。湯船の中で足首のマッサージを行い、足のアーチや耳回りを整えた美容法を行っていきましょう。

◆足指伸ばし

普段、靴の中で足指を動かす機会が少ないので、お風呂の中で足の指を伸ばすと、外反母趾や内反小趾、浮き指や扁平足《へんぺいそく》といった足底のトラブル防止になるので効果的です。

足底は全身を支える重要な役割があるのに、普段あまり顧みられない部位でもあります。疲れずに歩くことができるようになるのは足裏次第。足裏に力（エネルギー）を入れるためにも、足指は自由に動かせるようになってなくてはいけません。**足指の間に手の指を入れて回し、足の甲を曲げ伸ばしするだけでも効果的です。**

私は体が不調のときに足の指が詰まった形でした。

お風呂の中で1分か2分行うだけで、足のアーチが取り戻せて、普段の姿勢も重心もよくなります。

お風呂の中で行うことで、さらに代謝も血流もよくなり、体の免疫力も高くなります。

◆耳回し

耳を上下に2つに折って、もんだり後ろから前に折ってもんでみましょう。

新陳代謝が高まるので汗や皮脂の分泌が盛んになります。

入浴中に使われるエネルギーは、軽いジョギングと同じくらいのカロリーです。

毛穴が開き、みずみずしい潤いのあるお肌のためにも、入浴後は美容成分が浸透しやすいシートマスクを化粧水代わりにつけると、3～4日もすればもっちりとした弾力や美白効果が表れます。

骨が老けない生き方⑥

睡眠　朝日を浴び、夕食は控えめにしてメラトニンをアップ！

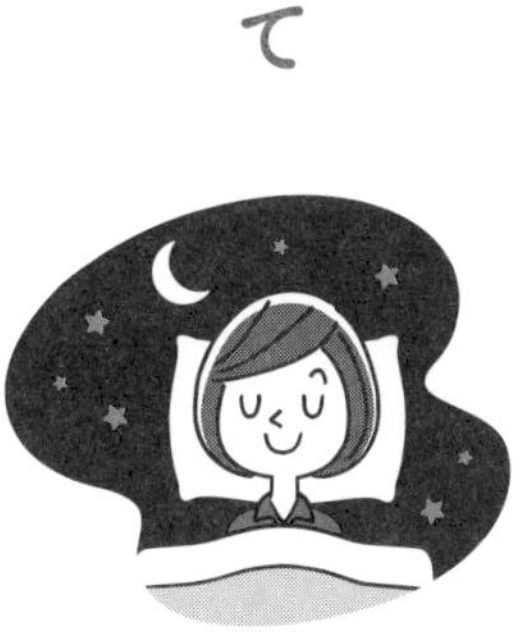

骨は毎日睡眠中に1グラムずつ骨芽細胞により新しい骨につくり替えられます。

睡眠中に、骨をつくり替える骨芽細胞を活性させるには体内で酵素が必要になります。

酵素は骨の形成だけでなく、全身の筋肉や関節の運動にも使われます。

酵素といえば食品か？　と思うかもしれません。

確かに、味噌や漬物などの発酵食品にも入っている身近なものですが、おいそれとはできない、体にとってはなくてはならない大切なものです。


人間は体内の酵素が0になったときが寿命です。

いいえ、人間だけではなく、動物や植物も生物はみんなそうです。酵素がなければ栄養を体内に入れても消化することも吸収することもできないからです。

さらには、その栄養を通じて、体の中にエネルギーをつくることもできません。

酵素は「呼吸・消化・吸収・分解・排泄・解毒・筋肉活動・骨代謝・思考・免疫」のすべてに使われます。


体内には「消化酵素」と「代謝酵素」という2つの酵素があります。

消化酵素は食べたものを栄養として体に取り込むために、それぞれの臓器からつくられて、消化活動を行います。

代謝酵素は体の37兆個の細胞を再生させ、コピーをつくり、エネルギーを生み出し、消化・吸収だけではなく至るところでくまなく使われる「代謝」のためのものです。

その酵素のほとんどが睡眠中につくられているので、睡眠の質が低下すると酵素不足になり、「寝たのに疲れが抜けない」といった状態になります。

徹夜明けの状態を思い出してみてください。

鏡で顔を見てみると、徹夜明けの人は一目瞭然ではないですか？

脳がエネルギー不足で意欲が出ない。五感が鈍くなって食べものもおいしくないなど、情動、運動神経、認知機能を含めて、あらゆるパフォーマンスが低下します。

体内酵素の面から見ると、睡眠の目的は、たんに体を休めるというよりも、眠っている間に酵素の大量生産を行い、その酵素を使って体内の代謝活動を活発にすることなのです。神経伝達物質やホルモンや電解質やら細胞が代謝を行う酵素は夜にしかつくられません。

大げさに聞こえるかもしれませんが、寝ている間こそ根底の健康づくりが行われていて、酵素が脳の機能や働き、思考、体の細胞修復に使われます。

睡眠不足は自律神経の動きもバランスも悪くします。

寝ても疲れが取れない、やる気が出ない、すぐにイライラする、集中力が続かないといった、いわゆる不定愁訴は、自律神経が乱れて未病の状態（病気になる前）ともいえます。スマホやパソコンを寝る前に見ると交感神経が優位となり、自律神経のバランスが乱れで眠れないどころか、肩こり、倦怠感、頭痛、胃腸の調子が悪いなど不調が次々とドミノ倒しのように重なって起こります。

顔の骨トレは、自律神経の働きをよくすることにもつながります。

軸骨が伸び、その中にある自律神経や神経伝達物質の働きがよくなるので、神経細胞同士のアセチルコリンやγアミノ酪酸などが末梢にまで速やかに伝わり、朝から調子を整えていくことができます。

さて、睡眠は一日のうちで最も長い時間、同じ姿勢を保ち続けるものなので、寝具や環境にも気をつけた修復をサポートしたいものです。

みなさんは、よい睡眠のためには、どんな寝方がよいと思われますか？

横向き・うつ伏せ・あお向けと寝方もそれぞれありますし、そのための寝具やグッズもいろいろあります。

◆横向き

整形外科では腰痛患者さんには横向きで丸まって寝るよう指導しています。

脊柱管狭窄症の患者さんの場合は腰を後方に引かないようにしたり、骨盤が前傾していたら、ひざの下に枕を入れて腰部の負担を少なくするようにしたり、枕を背中まで入れて頭を高くしたり、背骨の状態に合わせた寝方をそれぞれに提案します。

横向きは体の重みが下になった側にかかるため、どちらかの体側に重みがかかってしまうので、肩や腰が圧迫されてよくありません。

ねじれやゆがみにもつながりやすくなります。下を向いているほうに重力がかかるため、顔への負荷がかかりやすくなります。

長時間頭の重さで歯茎やあごに負担が出たり、額やほおなどが左右非対象になる可能性があります。

◆うつ伏せ

首をどちらか一方に向けて寝る格好になるので、首にかかる負担は大きくなり首コリや寝違えが出る場合もあります。

頭や上半身の重みが首やあごの骨にかかり、体のねじれでO脚や顎関節症を起こすともいわれます。

自分の体重で顔の骨を押しつぶしているようなものです。

気道も舌の筋肉によってふさがれないので呼吸が自然にしやすいのですが、自分の体重がお腹や肋骨にかかるため横隔膜や肺を圧迫し、下になっていると、きちんとふくらむことができにくいところがあります。

枕や寝具に伏しているのでシワや枕の跡がついたままになり、顔がむくんだり、化粧ノリもよくありません。

◆あお向け

背中を真っすぐにして寝ると肺や内臓を押しつぶすことが少ないのでいいのですが、気道が狭くなることでイビキをかきやすくなったり、睡眠時無呼吸症候群の人には推奨されない医師もいます。

顔のゆがみを防ぐには、体を真っすぐにして仰向けに寝ることがいいのですが、高すぎる枕は二重あごや首に深いシワをつくります。

首のカーブ（生理的前弯）を保つには、枕の高さは1〜3センチ程度がよいといわれています。それから、腰が沈み込むような柔らかいベッドや敷き布団もよくありません。

こうして考えてみると、どんな姿勢でも、その人その人が一番ラクになる姿勢があります。

それは、人の普段の姿勢に関係するところがあるものですが、まずはゆっくり安眠できる環境として、寝具や部屋の照度、室温を調整して寝ることです。

睡眠の質は「メラトニン」というホルモンが関与します。

メラトニンは夜間の睡眠中に分泌され、明け方からコルチゾールが分泌されることで減少していきます。

この日内変動をメラトニンがコントロールしていたのはよく知られていますが、最近の研究では、メラトニンが日内変動のあらゆる変動に関わってるということがわかってきました。

睡眠はメラトニンという脳の松果体で分泌されるホルモンによってコントロールされていますが、量はごく少量といわれています。

メラトニンは目から入った光を電気信号に変換し、視神経を通して視床から松果体へと神経伝達していくことから、目と直接結びついています。

メラトニンは若返りホルモンのマスターともいわれて、昨今注目されています。

それは、老化がいくつかの問題のコレクションの集まりではなく、体内のコミュニケーションの混乱が原因だといわれているからです。

体内コミュニケーションの混乱は体内リズムの混乱を引き起こし、体内リズムが混乱すれば当然のように免疫機構が混乱し、感染やがんにかかりやすくなります。そして、これらの要因はメラトニンがすべて関与していると考えられています。

メラトニンの働きが成長ホルモンやコルチゾール、セロトニンといった睡眠中に分泌されるホルモンなどをキープすることにも、メラトニンが夜寝ている間に細胞修復に関わっていることも併せて、体内リズムのコンダクターとして働いてるところからそういわれています。

たとえば、血圧の日中変動やホルモンの分泌や自律神経の調整などもメラトニンが刻む生体リズムの一つになります。

また、メラトニンは免疫力を保つうえでも重要です。

白血球の抗体能力を高め体のあらゆるところで細胞抗酸化剤として活性酸素から人体を守る働き、そしてホルモンや自律神経や免疫のコンダクターとしての働きで自然治癒力を高めているのです。

睡眠の質を高めるメラトニンをどうすれば多く分泌できるのかが、私たちの睡眠環境を守るためにも大事です。

すぐチャレンジできることは、朝日を浴びることとです。

とくに夜明けの太陽光線は目の網膜からの刺激が松果体に伝わり、メラトニン分泌が止まります。

朝、メラトニンを止めると12時間後に再セットし、スムーズに質の高い入眠に移行することにつながります。


夕食は早めにして、たくさんとりすぎないことです。

夜間にメラトニンが上昇すると、消化器の働きが低下します。

夕食を遅い時間にとった場合、消化が追いつかず、安眠を妨げることになります。

また、コーヒーや紅茶などカフェインが多く入った飲み物は、メラトニンに影響を与えるので、夕方以降は控えるのが正解です。


寝る前に摂るべき栄養やサプリメントは、ＨＧＨ（成長ホルモン）分泌の材料になるリジン、ロイシン、イソロイシンを含むアミノ酸が入ったプロテインやセロトニンの材料になるトリプトファンを含んだバナナなどがいいでしょう。

睡眠が老化を止め、ストレスに対処できる神経伝達物質をつくれば、強く美しく生きる手助けをしてくれることになります。

これらの神経伝達物質が闊達化することで、骨吸収の抑制、骨形成の促進にもつながることでしょう。

＼今すぐ始められる！／

「顔の骨トレ」書き込み式カレンダー

たった1か月で“新しい自分”になる！

check 1

まずは、現在の体・心・美をチェック！

189～191ページのチェックシートを使って、トレーニング実施前の自分の状態を点数化しましょう。

check 2

毎日のトレーニング時間（分）や回数、感想などを記録する

「顔の骨トレ」を実践するなかで感じたことや「見た目」の変化（人から言われたことなど）、感想などを細かくメモしてください。

check 3

トレーニング後（目安は1か月）の変化をチェック！

189～191ページのチェックシートを使って、トレーニング実施後の自分の状態を点数化し、実施前と比べましょう。

正面顔 before

年　　月　　日のあなた

「顔の骨トレ」実施前の
写真を貼ってください。

正面顔 after

年　　月　　日のあなた

「顔の骨トレ」実施後の写真を貼って、
“前のあなた”と比べてください。

横顔 before　　　　年　　月　　日のあなた

「顔の骨トレ」実施前の
写真を貼ってください。

横顔 after　　　　年　　月　　日のあなた

「顔の骨トレ」実施後の写真を貼って、
"前のあなた"と比べてください。

体のチェックシート

全くない…0点　少しある…1点　まあまああある…2点

かなりある…3点　非常に強くある…4点

症状	before	after
❶ 目が疲れる		
❷ だるい感じがある		
❸ 体温が36度以下		
❹ ちょっとした運動や作業で疲れる		
❺ 頭痛、頭重感がある		
❻ 胃の調子がよくない		
❼ 下痢や便秘になりがち		
❽ 一晩寝ても疲れが取れない		
❾ 肌の不調がある		
❿ 肩や首がこっている		
⓫ 手足やお腹が冷えている		

合計点数　体の疲れ　before □点 → after □点

心のチェックシート

全くない…0点　少しある…1点　まあまあある…2点
かなりある…3点　非常に強くある…4点

症状	before	after
❶ 思考力が低下している		
❷ 人と会うのが面倒である		
❸ イライラする		
❹ 憂鬱な気分である		
❺ 自分の体調に不安がある		
❻ 意欲が起きない		
❼ 夜に熟睡できない		
❽ ぼーっとすることがある		
❾ 集中力が低下している		
❿ 日常生活が楽しくない		
⓫ 理由なく不安になる		

合計点数　心の疲れ　before □点 → after □点

美のチェックシート

全くない…0点　少しある…1点　まあまあある…2点
かなりある…3点　非常に強くある…4点

症状	before	after
❶「自分は若く見える」と思う。または人から言われる		
❷「自分は小顔だ」と思う。または人から言われる		
❸「やせている」と思う。または人から言われる		
❹「姿勢がよい」と思う。または人から言われる		
❺「しわやたるみ」が気になる		
❻「シミやくすみ」が気になる		
❼「毛穴や肌のきめ」が気になる		
❽「肌あれや吹き出物」が気になる		
❾「目の下のクマ」が気になる		
❿「肌の乾燥」が気になる		
⓫「髪のつや」が気になる		
⓬「髪の薄毛・抜け毛」が気になる		

合計点数　美の疲れ　before □点 → after □点

	時間・回数	メモ
1日め 月　日	分 回	
2日め 月　日	分 回	
3日め 月　日	分 回	
4日め 月　日	分 回	
5日め 月　日	分 回	
6日め 月　日	分 回	
7日め 月　日	分 回	

	時間・回数	メモ
8 日め 月　日	分 回	
9 日め 月　日	分 回	
10 日め 月　日	分 回	
11 日め 月　日	分 回	
12 日め 月　日	分 回	
13 日め 月　日	分 回	
14 日め 月　日	分 回	

	時間・回数	メモ
15日め 月　日	分 回	
16日め 月　日	分 回	
17日め 月　日	分 回	
18日め 月　日	分 回	
19日め 月　日	分 回	
20日め 月　日	分 回	
21日め 月　日	分 回	

	時間・回数	メモ
22 日め 月　日	分 回	
23 日め 月　日	分 回	
24 日め 月　日	分 回	
25 日め 月　日	分 回	
26 日め 月　日	分 回	
27 日め 月　日	分 回	
28 日め 月　日	分 回	

	時間・回数	メモ
29 日め 月　　日	分 回	
30 日め 月　　日	分 回	
31 日め 月　　日	分 回	

1か月終了！　よく継続してがんばりました！

＼1か月を振り返ってみよう！／

見た目の変化は？

〔　　　　　　　　　　〕

生活の変化や気づきは？

〔　　　　　　　　　　〕

やる気や意欲の変化は？

〔　　　　　　　　　　〕

かかと落としや軽いジャンプなどで骨に重力や衝撃を加えるだけで「若く」「強く」「きれい」になるといわれています。

そこで私たちは、顔から離れているところよりも、むしろ顔に近い頭蓋を刺激する「顔の骨トレ」のほうが、より「若返り効果」があるのではないかと考えて「顔の骨トレ」を考案し、その効果を研究で実証しました。

今まで「若返りの効果」を判定するチェックシートがなかったので、25の質問を独自に作成して点数をつけ、その効果判定を数値化しました。

その方法とは、21歳から64歳までの男女28名（男性3名、女性25名）に毎日1回1分間、頭の縫合線に沿って刺激を行うトレーニングを1か月間続けてもらい、その前後で血液検査（total P1NP、ホモシステイン、オステオカルシン）、顔の写真の撮影、チェックシート（問診アンケート）を実施して効果を判定しました。

このような研究実績は今まで見当たらなかったので、果たして結果がどうなるか、正直いってハラハラドキドキで、非常に楽しみでした。

その結果は、骨形成マーカーであるtotal PINPは53・４％（28人中15人）、オステオカルシンは57・１％（28人中16人）で数値の上昇が認められ、両者とも平均値は、顔の骨トレ実施前に比べて確実に上昇していたのです。

また、骨質劣化型骨粗鬆症を見つけ出すマーカーとして「血中ホモシステイン」が有効です。その値が高値（＞13nmol/ml）を示すと、骨質が劣化（弱くなっている）していることを示唆するのですが、「顔の骨トレ」を実施した後、血中ホモシステインが高値となった例は21・４％（28人中６人）しかなく、効果があることがわかりました。

顔の写真を「顔の骨トレ」実施前後で撮影し、その写真から７人の男女（男性５人、女性２人、25歳から54歳）に「見た目年齢」を判定してもらい、その７人の平均値から、「見た目年齢が」若返ったか否かを判定しました。

その結果、85・７％（28人中24人）の見た目年齢の若返りが認められたのです。

25項目の顔の骨トレチェック（問診アンケート）では、どの年齢層でも満足度は上昇していましたが、とくに30代、40代で満足度の点数上昇が大きいという結果が出ました。

Ｑ９の頭がスッキリするようになった、Ｑ19のむくみがましになった、Ｑ４の肩こりがしにくくなった、Ｑ５の姿勢がよくなったなどの満足度の点数が高かったのです。Ｑ22からQ25までの顔のたるみや張りがよくなったなど美容面での満足度も高い傾向にありました。

また、客観的に、まったく面識のない7人の判定者が写真を見て「見た目年齢」の判断で、「顔の骨トレ」後に85・7%もの若返りを認めたことは、驚愕に値するものでした。

さらに、実施者には自覚症状の様々な若返り効果が見られたのです。

このことから、簡単にできる「顔の骨トレ」は誰にでもすぐに行えて、効果も実証されたものであると自信を持って、ご報告できます。

皆様にも実施していただければ幸いです。

山本整形外科
山本慎吾

おわりに

ここまで読んでいただいて本当にありがとうございました。ちょっとしたことで毎日を変える。その少しの変化が積み重なると、「あれ!?」というほどに人生が変わる。

冒頭で「朝1分の習慣で生まれ変わる」と書きました。

本書の最後に伝えたいのは、

「だから、今がよくなれば、そのことで**10年後、20年後の自分の状態が飛躍的によくなる**」

ということです。

どうしてそんなことを考えたのかというと、それは一人の患者さんの一言からでした。

その人はKさん。50歳になったKさんは10年前から美容皮膚科と整形外科の両方に通っておられます。50歳を過ぎてもきれいな人で、美容面・健康面に大変努力されている方です。

当然、30代にしか見えません。

そのKさんが「今、私は年齢より若く見られるし、とっても嬉《うれ》しいんだけど、この先もずっとこのままでいたいので、それって、ここでお願いできますか?」と。

もちろんです、とお答えしたら、

「ああよかった。70歳になっても歳を感じずに生きたいものね」とおっしゃる。

そのとき私がKさんとお約束した「70歳になっても20年以上若く見える」というオファーが私のミッションになり、そこから、私の研究が始まりました。

というのは、Kさんと同年代の患者さんが私たちの患者さんだったので、当然そういった望みは誰もが抱いて然るべきだと思ったからです。皆がこれから必ず共有する思いを今から解決すれば間に合わせられる。そう確信しました。

まずは「どうやったら年齢を重ねても若さを維持できるのか」を徹底して洗い出しました。

最新美容は10年前よりずっと進化してメンテナンスをすれば結果は必ず返ってくると自負

していましたが、そこからさらに、ゲノムやサーチュイン遺伝子、審美歯科やヒプノセラピー、血流やデトックス、育毛、増毛、分子栄養学、ナチュラルホルモン補充、ＧＬＰ－１……ととどまることを知らず、ありとあらゆるアンチエイジングや最先端の美容情報に耳をすまして、目を凝らしてアンテナを広く張ってきました。

そうしたリサーチや研究を進める中で、私は整形外科の患者さんと美容皮膚科の患者さんの両方に共有する悩みの根幹が同じであることに気づきました。

きっかけは、当院の院長が研究で得た、

「若く見える人は、骨密度が高い」という事実でした。

そこからさらに研究を進めると、「姿勢が正しいと病状が少ない」ことがわかり、

「正しい姿勢をとれば、病状がなくなる」といった有効性を得ました。

そして、姿勢が見た目の若さを取り戻し、心身を健康にし、精神的にも豊かに前向きにすることを知り、骨さえよければ、今のしんどさも将来の老化や病状も未然に防げると仮説を立て、さらにその有効性の実証を進めたのです。

今では、もはやこれこそが原理原則だと、肌で感じています。

さっそくＫさんにも試していただきたかったのですが、遠くに引っ越しされてしまったので、こうして本に書こうと思ったわけです。

そして、Ｋさんのように70歳、80歳になっても、今の自分のイメージのまま活躍したいという思いは、人生が１００年続く時代にもマッチングするので、大勢の人に役立ててもらえるのではないかと考えています。

これからの時代は、よりＩＴやＡＩにあふれ、予測できないほどに生活をアップデートしていくことでしょう。便利で自由な半面、ストレスやプレッシャーを感じずにいられないときだってあるかもしれません。

だから、まずは、自分へのエールを送ってほしいのです。

いつもの仕事の前に、もしも今日の自分がいつものようなコンディションではなく疲れていたとしても、それはたった1分で解消でき、その**感情や気分だって自分の手でコント**

ロールできるということを。

それを確信が持てるほどになったときに、**その1分が70歳、80歳で予想できないくらいの若さや力を生む頼もしい味方となりえる**のではないかと信じています。

そして、いつの日か、

「あのとき、顔の骨トレをやっていたおかげで、健康で若くて痛みのない理想通りの人生が送れる」

と、人生の後半戦を生きるあなたの力になれていたら、これ以上の幸せはありません。

最後に、この本は、青春出版社の野島純子副編集長、一人の強い熱が周りの人を動かして生まれました。若さや元気は知らず知らずに伝染しますが、情熱は主導的な人が伝染させるものだと、その強さに感謝しています。

患者さん達の固くなった骨や概念を破壊して再生の影響の輪を押し広げ続けてくれた山本由美子看護師長と大切な仲間たち。本当にありがとう。

壁に立ったり顔の骨トレを笑いながら実践して模範となってくれた患者さん達にも大きな力をいただきました。

ありがとうございました。

そしてさらに、この本を手に取ってくださった読者の皆さんが、これからも充実した人生をイキイキとしたパフォーマンスで強く生きられることを心より願って、感謝の言葉に代えさせていただきます。

山本江示子

著者・監修者紹介

山本江示子　医療法人社団蒼樹会山本整形外科理事・美容皮膚科ソフトメディ株式会社代表取締役。16年前からアンチエイジングに特化した美容皮膚科の運営を行い、7万人を超えるアンチエイジング治療をプロモーションする。より明るく楽しく若く生きるメソッドとして「壁立ち」「顔の骨トレ」などを考案・指導し、有効性の実証と普及に努めている。米国アンチエイジング医学会（A4M）、国際先進医療統合学会、臨床ゲノム医療学会、日本オーソモレキュラソー医学会所属。著書に『寝る前1分の壁立ちで一生歩ける』（アチーブメント出版）がある。
http://www.softmedi.net./

山本慎吾　医療法人社団蒼樹会山本整形外科理事長・院長。医学博士。1957年京都市生まれ。京都大学医学部卒業後、整形外科に入局。94年同大学院医学研究科博士課程修了。96年より、整形外科、リウマチ科、リハビリテーション科、内科、皮膚科、美容皮膚科を標榜する医療法人蒼樹会理事長就任。日本整形外科学会、日本リウマチ学会、日本皮膚科学会、日本美容皮膚科学会、日本抗加齢医学会、日本オーソモレキュラソー医学会、国際先進医療統合学会員、米国アンチエイジング医学会（A4M）、JAAS日本アンチエイジング外科学会所属。

朝《あさ》1分《ぶん》！「顔《かお》の骨《ほね》トレ」で
10歳《さい》若《わか》くなる！

2020年1月1日　第1刷

監修者　山《やま》本《もと》慎《しん》吾《ご》
著者　山《やま》本《もと》江《え》示《み》子《こ》
発行者　小澤源太郎

責任編集　株式会社プライム涌光
電話　編集部　03(3203)2850

発行所　株式会社青春出版社
東京都新宿区若松町12番1号 〒162-0056
振替番号　00190-7-98602
電話　営業部　03(3207)1916

印刷　共同印刷　　製本　大口製本

万一、落丁、乱丁がありました節は、お取りかえします。
ISBN978-4-413-23144-2 C0030